U0205938

雷铭 著

人类行为和心理机制

——注意对感觉门控的调节

HUMAN BEHAVIOR AND
PSYCHOLOGICAL MECHANISM

Attentional Modulation
of Sensory Gating

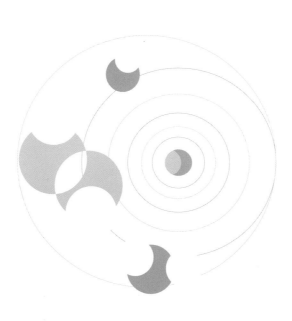

社会科学文献出版社
SOCIAL SCIENCES ACADEMIC PRESS (CHINA)

目　录

第一章　绪论

第一节　研究目的和意义

想象你在一个火车站的场景。你和你的朋友在火车站候车厅交谈，这时候进入你双耳的声音不仅包括你朋友的说话声，同时也包括车站广播的声音、周围旅客的说话声、旅客拖动行李箱的声音，以及这些声音的回声等。不过好像你和朋友的交谈并没有受到太多影响。这依赖我们的大脑进化得来的选择信息的重要功能。在自然活动中，人类和动物时时面临信息的"泛滥"。从远古时代到现代，动物和人类生存和进化的结果使得大脑具有了选择性信息加工的能力，能够从大量的输入信息中主动选择一定的信息进入中枢加工系统和意识状态，形成对刺激特征的整合，进而形成对目标的探测和识别。因此，为了更好地认识客观世界，大脑的一个重要功能便是筛选重要的信息，抑制无关信息的干扰，以保证对重要信息的深度加工。这一能力保证了大脑知觉的选择性、可理解性和相对完整性（李量，2012）。

大脑实现对无关干扰刺激的抑制并对目标刺激的深度加工离不开两种机制：一种是前脑水平的注意（attention）机制（Chen et al.，2014；Fritz，Elhilali，David，& Shamma，2007；Treisman，1998；Treue & Trujillo，1999），另一种是脑干水平的感觉门控（gating 或者 sensory

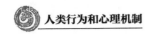
gating）机制（Braff & Geyer, 1990；Graham, 1975；Light & Braff, 2003；Light et al., 2012）。图1-1左图显示了大脑利用门控机制来管理信息的过程。生物个体同时接受大量的感觉信息输入，大脑利用门控机制有选择性地允许一部分重要信息进入高级中枢系统接受更深层次的加工（Light & Braff, 2003）。

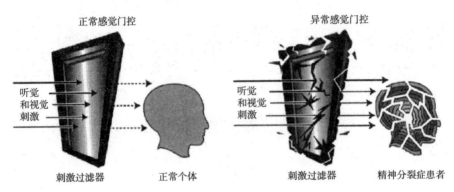

正常感觉门控　　　　　　　　　异常感觉门控

听觉和视觉刺激　　　　　　　听觉和视觉刺激

刺激过滤器　　正常个体　　　刺激过滤器　　精神分裂症患者

图1-1　大脑利用门控机制来管理信息

说明：左图表示正常被试利用门控机制来筛选信息，右图表示精神分裂症患者门控机制的异常。选自 Light et al., 2003。

目前研究者认为，门控机制反映了大脑的早期信息加工过程，是一种自动化的加工机制，涉及的神经环路主要位于脑干；注意机制对信息的选择反映了高级认知过程，涉及的脑区主要在前脑。注意一直是心理学和认知神经科学的热点问题，可以将注意分为基于特征的注意（Maunsell & Treue, 2006；Treisman, 1998；Treue & Trujillo, 1999）、基于客体的注意（Mitchell, Stoner, & Reynolds, 2004；Roelfsema, Lamme, & Spekreijse, 1998；Zhang & Fang, 2012；Zhang, Zhaoping, Zhou, & Fang, 2012）和基于空间的注意（Fink, Dolan, Halligan, Marshall, & Frith, 1997；Logan, 1996；Müller & Kleinschmidt, 2003）。一般认为，注意的形成主要发生在皮层水平，是较高层次的对于信息的选择（Colby & Goldberg, 1999；Ungerleider & Leslie, 2000）。而在注意形成之前，还存在一种信息选择机制，可以抑制无关感觉刺激的输入，保证重要感觉刺激的认知加工不受感觉刺激超载的影响，这就是位于脑干水平的"门控机制"（Graham，1975；Hoffman & Ison，1980）。人类和动物都需要借用门控机制协助管理信息输入，屏蔽干扰刺激，有选择地分配有限的资源。大量实验证实，精神分裂症患者所表现出来的某些症状（如认知混乱、思维障碍等）与感觉门控受损有密切关系（Braff et al.，1978；Braff，1993；Braff & Geyer，1990；Braff，Geyer，& Swerdlow，2001b；Braff & Light，2004；Cadenhead，Geyer，& Braff，1993；Dawson，Hazlett，Filion，Nuechterlein，& Schell，1993；Filion，Dawson，& Schell，1998；Geyer，Krebs - Thomson，Braff，& Swerdlow，2001；Hazlett et al.，2003；Hazlett et al.，2007；Light & Swerdlow，2014；Swerdlow et al.，2014）。精神分裂症的门控理论认为，由于门控机制的损伤，大量无关信息涌入大脑，干扰正常的对目标信息的加工，进而使患者表现出认知、情绪、思维等多方面的缺陷（Light & Braff，2003）。图 1 - 1 右图形象地展示了精神分裂症患者门控机制异常造成大量无关信息涌入大脑的情形。不过上述注意和感觉门控过程并不是独立的两个过程，人和动物的研究都发现注意对门控过程存在自上而下的调节（综述见 Li et al.，2009）。人类研究和动物研究各有优缺点，将二者结合起来进行研究是未来心理学和认知神经科学的研究热点。尽管如此，目前还没有建立一种人和动物共有的注意调节感觉门控的行为模型，本书工作旨在建立一种人和动物共有的注意调节感觉门控的行为范式，并深入研究注意调节感觉门控的心理和神经机制。

感觉门控过程的测量方法有很多，例如前脉冲抑制（prepulse inhibition，PPI）、P50 听觉诱发电位抑制（P50 suppression）、平滑追随眼动（smooth pursuit eye movement，SPEM）、潜伏抑制（latent inhibition）等。本书工作选取最常用的惊反射的前脉冲抑制测量方法。在哺乳动物中，由突发性强感觉刺激所引发的惊反射是一种原始性防御反射活动（Davis，2006；Landis & Hunt，1939）。虽然惊反射是应对威胁性刺激的迅速的自我保护行为，对人和动物适应环境有重要的意义，但是，惊反射的出现也会干扰人和动物正在进行的正常认知和行为活动，

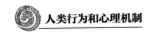

给人和动物的认知和行为带来干扰（Yeomans, Li, Scott, & Frankland, 2002）。所以，为适应复杂的生存环境，中枢神经系统也进化了一种人和动物所共有的能抑制惊反射的门控机制：在引发惊反射的强刺激之前（30～500ms）出现一个弱感觉刺激（即前脉冲刺激）时，尽管该弱感觉刺激不能引起惊反射，但对随后出现的惊刺激引起的惊反射有抑制作用，这种抑制作用被称为前脉冲抑制（prepulse inhibition, PPI）（综述见 Li et al., 2009）。根据对 PPI 解释的"加工—保护"理论，强度变化比较低的感觉信息出现可以引发对该刺激的"瞬时探测反应"，并且自动引发一个门控过程以削弱对随后的强干扰刺激的加工，直到对前刺激的知觉加工完成（Graham, 1975）。因此，PPI 反映了对前脉冲刺激信号早期加工的保护过程。由于 PPI 通过调节运动系统和/或前运动系统的活动，降低对于干扰刺激的行为反应，所以 PPI 被普遍认为是一种简单的感觉运动门控测量方法（Hoffman & Ison, 1980; Hoffman & Searle, 1965）。同时，PPI 是一种跨哺乳动物种系所共有的感觉运动门控模型，是一种在动物和人类被试中进行转化研究（translational research）的理想行为范式（Swerdlow, Weber, Qu, Light, & Braff, 2008; Young, Wallace, Geyer, & Risbrough, 2010）。

近年来的人类和动物研究显示，高级的注意过程对 PPI 存在自上而下的调节（Dawson et al., 1993; Du, Li, Wu, & Li, 2009; Du, Wu, & Li, 2010; Du, Wu, & Li, 2011; Filion et al., 1998; Hazlett et al., 2003; Hazlett et al., 2007; Huang et al., 2007; Li, Du, Li, Wu, & Wu, 2009; Li et al., 2008; Zou, Huang, Wu, & Li, 2007）。在人类实验中，对前脉冲刺激的主动注意可以增强前脉冲刺激引起的 PPI（Hazlett et al., 2003; Hazlett et al., 2007）。在动物实验中，对前脉冲刺激的恐惧条件化也可以提高 PPI（Du et al., 2009; Du et al., 2010; Du et al., 2011; Huang et al., 2007; Zou et al., 2007）。人类实验以正常人类或者临床患者作为研究对象，有其独特的优势；而动物实验可以深入探讨心理和行为现象的生理神经基础，因此将人类实验和动物实验结合起来，可以充

分发挥人类实验和动物实验的优势，研究结果也能尽快应用到临床实践中，因而建立人类和动物通用的研究范式已经成为近年来认知神经科学的重点和热点问题（Allen, Griss, Folley, Hawkins, & Pearlson, 2009；Braff et al., 2001b；Fendt & Koch, 2013；Gilmour et al., 2013；Mar et al., 2012；Swerdlow et al., 2008）。因此，本书工作的第一个研究目的是建立一种人和动物共有的注意调节 PPI 的研究范式，为将来的心理学、认知神经科学、临床医学等进一步的研究提供行为基础。

为了探索注意对 PPI 的调节，本书选择了一种人和动物共有的引发空间选择性注意的听觉去掩蔽线索。听觉系统能够将来自声源的反射声与来自其他声源的无关声音分离，并且与来自声源的直达声整合为一个声源位置的融合声像，这种现象被称为听觉优先效应（precedence effect）（Clifton, 1987；Freyman, Helfer, McCall, & Clifton, 1999；Litovsky, Colburn, Yost, & Guzman, 1999；Zurek, 1980, 1987）。听觉优先效应既减少了来自反射声的干扰，又实现了混响环境中的声源定位。由于这一声源定位建立在听觉优先效应的基础上，其加工得到的声源位置被称为知觉空间位置。听觉系统能够利用目标声音和掩蔽声音的知觉空间位置的分离，增强对目标声音的信息加工，即知觉空间分离去掩蔽（Brungart & Simpson, 2002；Freyman, Balakrishnan, & Helfer, 2001；Freyman et al., 1999；Huang et al., 2008a；Huang, Huang, Chen, Wu, & Li, 2009a；Huang, Wu, & Li, 2009b；Li, Qi, He, Alain, & Schneider, 2005；Wu et al., 2005）。动物研究发现，大鼠可以利用知觉空间分离线索增强下丘和杏仁核对目标声音的频率追随反应（Du et al., 2009；Du, Wang, Zhang, Wu, & Li, 2012）。在人类实验中，个体可以利用知觉空间分离线索促进对掩蔽条件下的言语识别（Huang et al., 2008；Huang, Huang, Chen, Wu, & Li, 2009a；Wu et al., 2005）。在复杂的听觉场景中，知觉空间分离可以促进对掩蔽刺激的忽视以及让目标信号获得更多的注意资源，反映了大脑基于空间选择性注意增强目标信号加工的功能（Du et al., 2011b）。并且，利用知觉空间分离线索增强空间选择性注意的能力在人和动物中都存在，是研究注意对 PPI 调节过程的优良范式。因此，本书首先试图在人和动物实验中引入知觉空间分离去掩蔽线索，建立一种新的听觉注意调节 PPI 的行为范式。

接下来，本书将探讨听觉注意调节 PPI 的心理和神经机制。PPI 反映了大脑适应复杂环境的前注意阶段的门控过程（也可能是进化过程中注意的前身），对 PPI 的"自上而下"调节体现了高级脑区的加工活动对脑干门控过程的影响作用，而这种"自上而下"的影响作用也反映认知加工与注意过程之间的机能整合。因此，研究注意对 PPI 的调节作用及其机制可以深化对认知加工和注意加工之间机能整合的认识，有助于深入研究大脑是如何通过多种功能的整合来适应复杂环境的，是探索大脑本质的一个重要途径。通过文献阅读发现，有关注意对 PPI 调节的行为研究在近年来受到越来越多的关注（Du et al.，2009；Du et al.，2012；Du et al.，2010；Du et al.，2011；Li et al.，2009），但是对注意调节 PPI 的心理机制还不清楚，因此，深入探讨注意调节 PPI 的心理和神经机制是本书的第二个研究目的。

最后，在临床研究中发现，注意缺陷和门控功能异常均是精神分裂症的核心症状，精神分裂症患者表现出来的认知缺陷与注意和门控功能受损密切相关（Braff & Light，2004；Cadenhead et al.，1993；Cadenhead，Swerdlow，Shafer，Diaz，& Braff，2000；Chudasama & Robbins，2004；Gilmour et al.，2013；Lustig，Kozak，Sarter，Young，& Robbins，2013；Mar et al.，2012），但是目前还很少有研究将二者结合起来。已有的研究发现在精神分裂症患者中，PPI 本身和注意对 PPI 的调节都有缺失，但只有注意对 PPI 调节的缺失与精神分裂症的一些特异性症状的严重程度有显著的相关（Hazlett et al.，2003；Hazlett et al.，2007）。在模拟精神分裂症的模型大鼠中，大鼠发育早期的社会隔离会减弱其成年后的 PPI，但能完全消除对 PPI 的恐惧条件化性增强和知觉分离性增强（Du et al.，2009；Du et al.，2010；Li et al.，2008）。因此，深入探索注意对 PPI 调节缺失的作用和神经机制可推动对精神分裂症等精神疾病机理的研究，包括推动建立新的研究疾病生物学机理以及开发干预性药物的动物模型。

因此，为了探索注意对 PPI 的调节作用及其神经机制，本书将建立并完善注意对 PPI 自上而下调节的行为范式，并在正常人类、精神分裂症患者、实验动物等多个研究对象中探索其可能的内在神经生理机制。本书采用心理物理学、神经电生理、临床神经心理测查、动物行为测量、局部脑区药物注射等方法，系统研究①正常人类被试注意对 PPI 调节的行为表现；②注意对 PPI 调节的皮层加工机制；③慢性精神分裂症患者注意对 PPI 的调节作用；④实验动物注意对 PPI 的调节及空间特异性；⑤注意对 PPI 空间特异性调节的关键脑区。本书的研究从人类实验和动物实验的平行研究入手，以注意对 PPI 自上而下的调节为切入点，拟建立一种人和动物所共有的注意对 PPI 调节的行为范式，为心理学、认知神经科学和临床医学的进一步深入研究提供行为学基础，同时帮助我们更好地理解大脑如何在复杂刺激场景中提取重要信息并对抗干扰信息的影响，以期对精神分裂症病理机理的认识和临床诊断治疗的完善起到重要的推动作用。

PPI 是一种大脑在复杂刺激场景下的感觉门控过程，注意过程可以自上而下地调节 PPI，此调节过程与多种正常的生理心理功能以及疾病状态下——如精神分裂症——的病理心理过程有关。在本书中，我们提出，从人类实验和动物实验的平行研究入手，以注意对 PPI 自上而下的调节为切入点，建立一种人和动物所共有的注意对 PPI 调节的行为范式，为心理学、认知神经科学和临床医学的进一步深入研究提供行为学基础，同时帮助我们更好地理解大脑如何在复杂刺激场景中提取重要信息并对抗干扰信息的影响。并且，新的注意对 PPI 的特异性调节有望成为精神分裂症早期识别的特异性生物学指标。

本书的研究具有重要的理论和实践意义。①实现了注意对 PPI 调节的研究从实验动物到正常人类的第一次转化，以及从正常人类到精神分裂症患者的第二次转化。注意对 PPI 的调节范式可能成为转化医

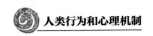

学研究中重要的行为研究范式。②深化了我们对感觉加工和注意加工之间机能整合的认识，有助于深入研究大脑如何在复杂的刺激场景下选择重要信息进行加工，是探索大脑抗干扰本质的一个重要途径。③探索了精神分裂症早期识别的客观生物学指标。研究新的注意调节PPI范式可否成为精神分裂症诊断和治疗的客观生物标记物和内表型指标，对促进精神分裂症的病理机理研究和临床诊疗完善具有重要应用价值。

第二节　研究现状和基本概念

一　感觉门控

在日常生活中，人们往往需要在复杂的刺激场景中选择一定的信息进行加工，同时抑制其他无关信息的干扰。例如，在嘈杂的"鸡尾酒会"环境下，听觉系统接收来自不同对象、不同方位的多种感觉信息，但是听者仍然可以在相当程度上理解所关注的语句的内容（Cherry，1953）。这种对目标语句的理解首先依赖对无关干扰刺激的抑制以及对目标刺激的深度加工，大脑实现这种重要的功能离不开感觉门控机制。感觉门控是大脑的一种正常功能，反映了大脑对感觉刺激的调节能力，它能特异性地抑制无关感觉刺激的输入，从而保证大脑高级认知功能不受感觉刺激超载影响（Csomor et al.，2014）。

人类和动物都需要借用门控机制协助管理信息输入，屏蔽干扰环境，有选择地分配有限的资源。感觉门控的缺损会导致无关信息的超载，最终可能导致与认知、注意有关的各种精神障碍。大量实验已经证实，精神分裂症患者所表现出来的某些状况（如认知混乱、思维障碍等）与感觉门控受损有密切关系，感觉门控缺损一直被认为是精神分裂症的一种重要病理生理基础（Braff & Geyer，1990；Braff et al.，

2001b；Geyer et al.，2001；Swerdlow et al.，2014）。精神分裂症的门控理论认为，由于门控机制的损伤，大量无关信息涌入大脑，干扰正常的对目标信息和有意义信息的加工，或者说大脑没有对任何重要的信息进行深度的加工，进而造成患者表现出认知、情绪、思维等多方面的缺陷，例如思维跳跃、言语混乱等（Braff & Geyer，1990；Braff et al.，2001b；Geyer et al.，2001；Hazlett et al.，2003；Hazlett et al.，2007）。

近年来，发展出了多种感觉门控的定量测量方法，例如惊反射的前脉冲抑制（prepulse inhibition，PPI）、P50 听觉诱发电位抑制（P50 suppression）、平滑追随眼动（smooth pursuit eye movement，SPEM）、潜伏抑制（latent inhibition）等（Braff，1993；de Leeuw，Oranje，van Megen，Kemner，& Westenberg，2010；Hong et al.，2008；Light & Braff，2003；Swerdlow，Hartston，& Hartman，1999；Weiss，Domeney，Moreau，Russig，& Feldon，2001）。其中，PPI 的测量方法在人类实验和动物实验中都得到了广泛的应用。PPI 主要通过前脉冲刺激呈现时对惊反射的抑制幅度反映感觉门控过程（Hoffman & Ison，1980），精神分裂症患者、具有分裂型人格障碍的个体以及无临床症状的患者一级亲属都有一定程度的 PPI 缺损（Hong et al.，2008；Javitt，Spencer，Thaker，Winterer，& Hajós，2008；Marder，Fenton，& Youens，2014）。

二 惊反射

惊反射是人和动物共有的一种对强刺激的全身性反射活动（Landis & Hunt，1939），具有潜伏期短、刺激累加作用强、动态反应范围宽等特点。例如，对头部的突然撞击激活了人体的听觉、前庭觉和三叉神经觉系统，引发一个强的全身性惊反射活动，这种惊反射的防御机制是在进化过程中应对头部撞击形成的保护机制（Yeomans et al.，2002）。

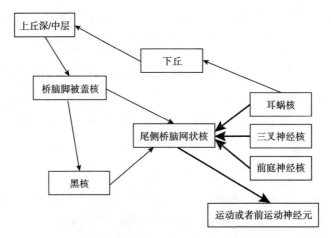

图 1 - 2 产生惊反射（黑色粗箭头）和听觉 PPI（黑色细箭头）的神经通路

惊反射的神经环路比较简单（图 1 - 2 黑色粗箭头标示），外界刺激通过耳蜗核、三叉神经核以及前庭神经核纤维投射到尾侧桥脑网状核（caudal pontine reticular nucleus，PnC），该结构中的巨型细胞发出投射纤维到脑神经运动核和脊髓中的运动或者前运动神经元（综述见 Yeomans et al.，2002）。惊反射可以被情绪和学习所调节，威胁性刺激（对人类来说可以是恐惧性电影片段，对动物来说可以是与足底电击匹配的刺激）可以增强惊反射，而中性电影片段和悲伤的电影片段则不影响惊反射（Kreibig，Wilhelm，Roth，& Gross，2011）。另外的研究表明，奖赏刺激或者威胁降低的刺激（对人类来说可以是美好图片，对大鼠来说可以是与奖赏相关的刺激）可以减弱惊反射（Filion et al.，1998）。目前，惊反射可以用来研究恐惧、焦虑、敏感性、内稳态等多种情绪状态，在临床精神病学中有广泛的应用（Shalev et al.，2014）。

尽管惊反射是人和动物共有的反射性活动，但在不同的实验对象中会采取不同的测量方法。人类惊跳反射一般测定眼轮匝肌肌电活动，因为眨眼反射可能是惊反射中最稳定并且可靠的成分（Landis & Hunt，1939），眨眼反射可以敏感地反映惊反射的幅度，并且右眼轮匝肌记录到的肌电反应比左眼轮匝肌更加敏感（Cadenhead et al.，1993；Cadenhead et al.，2000）。所以一般情况下，人类惊反射是记录右眼轮匝肌的肌电反应。实验大鼠的惊反射测量一般通过压力传感器或者加速度传感器测量大鼠的全身惊跳反射活动。此外，对于引起惊反射的惊刺激也有一定的要求：（1）惊刺激必须很突然，也就是说，引起惊反射的声音变化要快，能量上升和下降的速度足够快，才能引起合适的惊反射；（2）引起惊反射的声音在强度不变的情况下，声音长度要合适（Hoffman & Fleshler, 1963; Hoffman & Ison, 1980; Hoffman & Searle, 1965; Landis & Hunt, 1939）。对于人类来说，惊反射的适宜长度为30～40 ms，在本书的人类实验中，引起惊反射的声音设定为40 ms，104 dB SPL 的白噪声。对于大鼠来说，白噪声的持续时间控制在8～12 ms 最合适，更长的声音并不能产生更强或者更弱的惊反射，更短的声音惊反射幅度有明显的下降。而且，同样强度和时间的白噪声引起的惊反射比纯音引起的惊反射幅度大（Graham, 1975; Hoffman & Searle, 1965）。所以，本书的动物实验中，引起惊反射的声音设定为10 ms，100 dB SPL 的白噪声。

惊反射是应对威胁性刺激的迅速的自我保护行为，对人和动物适应环境有重要的意义，例如在路上的行人，听到突然的汽车鸣笛声会产生惊反射，同时远离汽车。但是，惊反射的出现也会干扰人或动物正在进行的认知和行为活动，给人或动物带来困扰。例如，在大鼠实验中，听觉惊反射会增加大鼠习得性压杆行为的错误率（Hoffman & Overman Jr, 1971），人类中听觉惊反射会降低被试在步枪瞄准任务中的正确率（Foss, Ison, Torre, & Wansack, 1989）。可见，惊反射的出现会降低人和动物对重要信息的加工能力。

三 前脉冲抑制

为了降低惊反射对重要认知加工的影响，大脑发展出了一种抑制惊反射的机制：惊反射的前脉冲抑制（Prepulse inhibition, PPI）。中枢神经系统具有的前脉冲抑制功能，可以减少惊反射带来的不利影响，保证重要心理活动的正常进行。前脉冲抑制（PPI）是指出现在强的惊刺激之前的短时间内（30～500ms）出现的弱感觉刺激（前脉冲刺激）对惊反射活动的抑制作用（综述见 Hoffman & Ison，1980），如图1-3所示。PPI 是一种哺乳动物种系共有的感觉运动门控机制，在人和动物中都存在。根据对前脉冲抑制解释的"加工—保护"理论，强度变化比较低的感觉信息出现可以引发对该刺激的"瞬时探测反应"，并且自动引发一个门控过程以削弱对随后的强干扰刺激的加工，直到对前刺激的知觉加工完成（Graham，1975）。Hoffman（1980）等人的研究证实，引起惊反射的惊刺激的强度改变，并不能改变 PPI 的幅度；只有前脉冲刺激的变化才决定对惊反射的抑制作用（Hoffman & Ison，1980）。所以，PPI 的幅度主要受到前脉冲刺激的变化影响，PPI 主要反映了大脑对前脉冲刺激的信息加工过程（Braff，1993）。

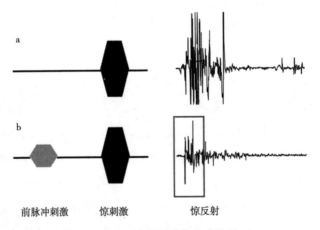

前脉冲刺激　　惊刺激　　　　惊反射

图1-3　惊反射和前脉冲抑制

说明：惊刺激单独呈现时，惊反射幅度较大（a）；惊刺激呈现之前的短时间内出现的前脉冲刺激会抑制随后出现的惊刺激引起的惊反射（b），被称为前脉冲抑制。

　　PPI 作为人和动物所共有的一种感觉运动门控模型，通过运动系统的活动来反映脑内的信息加工保护机制，具有独特的研究优势。首先，对于惊反射和 PPI 的研究具有种系间的转化性，在人类被试中建立的行为模型可以非常容易地转化为对动物模型的研究，反之亦然（Swerdlow et al.，2008）。其次，在实验动物的研究中 PPI 范式不需要食物和水的剥夺，不需要长时间的行为训练，测试所需时间较短，而且神经环路清晰（Turner et al.，2006）。所以 PPI 的范式被长期广泛地应用在人和动物的感觉门控测量中。

目前对于 PPI 的神经环路研究也很丰富。有研究证实，在去大脑皮层的大鼠（Li & Frost，2000）、婴儿（Huggenberger，Suter，Blumenthal，& Schachinger，2011）和睡眠的人类被试中（Horner，Sanford，Pack，& Morrison，1997）都存在正常的 PPI，因此 PPI 被普遍认为是一种自动化的过程。解剖学上的研究证实 PPI 的神经环路位于皮层下的脑干，包括听觉中脑下丘（inferior colliculus，IC）、上丘深/中层（deeper、intermediate layers of superior colliculus）以及桥脑脚被盖核（pedunculopontine tegmental nucleus，PPTg）在内。如图 1 − 2 黑色细箭头所示（Li et al.，2009），下丘的神经投射到上丘深层，然后上丘深层投射到桥脑脚被盖核，桥脑脚被盖核发出神经纤维直接或者经由黑核投射到惊反射中枢的尾侧桥脑网状核来抑制惊反射。不过，尽管 PPI 的主要神经环路位于脑干水平，PPI 环路与感觉皮层、运动系统、边缘系统等都存在广泛的神经联系，这些联系也为 PPI 受到注意等因素的调节提供了解剖学的基础。

四 前脉冲抑制与精神分裂症

精神分裂症（schizophrenia）是一种慢性高致残的重性精神病，多见于青壮年，发病年龄一般在 15 ~ 45 岁，终身患病率为 1% 左右（0.5% ~ 1.6%），年患病率为 0.26% ~ 0.45%。半数患者丧失劳动能力，自杀自伤和肇事肇祸率高，给家庭和社会造成沉重负担（沈渔邨，2008）。精神分裂症目前病因不清，患者存在感觉、知觉、情感、思维、言语和执行功能等多种损害（Guillem et al.，2003；Rajji & Mulsant，2008）。目前公认精神分裂症的症状可以分为阳性症状（positive symptom），如幻觉、妄想等；阴性症状（negative symptom）；社交障碍、情感冷漠等；认知症状（cognitive symptom），如感觉门控缺陷、注意缺陷、记忆缺陷等。目前常用的抗精神病药在治疗阳性症状方面有明显作用，但是对于认知缺陷的改善作用非常有限，所以针对精神分裂症认知缺陷的机制研究和新药开发成为研究的热点（Carter et al. ，2008）。

精神分裂症的早期干预可以很大程度地缓解症状，延缓疾病进程，改善预后，减少复发。然而，目前该病的诊断仍依赖医生对疾病的症状学描述，只有当患者症状充分暴露或社会功能明显受损后，才能明确诊断并接受治疗。精神分裂症早期干预的前提在于早期识别，而限于当前技术条件，我们难以获得单一的敏感性、特异性俱佳的生物学指标。近10年以来，一些学者编制了精神病风险综合征定式访谈（the Structured Interview for Psychosis – Risk Syndrome，SIPS），希望借以评估个体罹患精神疾病的风险，但 SIPS 仍是基于精神病性症状进行评估，缺乏客观生物学依据（McGlashan，Walsh，& Woods，2010；Woods et al. ，2009）。因此，寻找客观、敏感的生物学指标，以支持精神分裂症的早期识别与干预，成为亟待解决的问题。开展行为遗传学即内表型（endophenotype）方面的研究，或可为该病的早期识别提供可靠的生物学标记物（biomarker）。内表型最重要的特点是可遗传性及稳定性（与疾病状态相独立），相较以往的行为表型指标，内表型指标往往更为客观，且与生物学基础联系更为紧密，是基因研究到临床症状之间的桥梁（Allen et al. ，2009；Snitz，MacDonald，& Carter，2006）。

感觉门控损伤是公认的精神分裂症内表型指标之一。早在 1978 年，Braff 等人就发现精神分裂症患者的 PPI 显著低于正常对照（Braff et al. ，1978），这一结果在后面的实验中多次得到验证（Braff，1993；Braff & Geyer，1990；Braff et al. ，2001b；Cadenhead，Geyer，& Braff，1993；Cadenhead et al. ，2000；Geyer et al. ，2001）。图 1 – 4 显示了近 30 年来精神分裂症研究中感觉门控方向发表的论文数量，可以看出感觉门控作为精神分裂症的内表型指标之一，已成为近年来的研究热点。精神分裂症患者及其一级亲属，相较正常对照都表现出不同程度的 PPI 缺损

（Cadenhead et al., 2000；Scholes & Martin - Iverson, 2010；Snitz et al., 2006；Swerdlow et al., 2014）。在60ms和120ms的刺激间隔下（前脉冲刺激与惊刺激的时间间隔），服药精神分裂症患者的PPI幅度位于30%～65%之间，大约比健康被试低20%，而且起病年龄早的患者PPI缺陷更明显。抗精神病药治疗在某种程度上可以改善患者的PPI缺陷，非典型药物可能更有效（Hamm, Weike, & Schupp, 2001）。

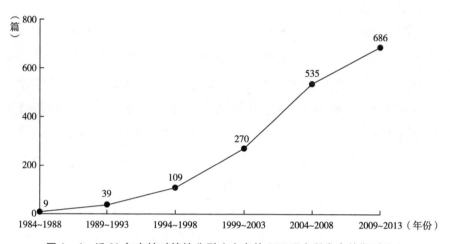

图1-4 近30年来针对精神分裂症患者的PPI研究所发表的期刊论文

此外，在精神分裂症动物模型中也发现PPI存在明显的缺失（雷铭等，2013；李量、邵枫，2004；吴哲萌、雷铭、吴玺宏、李量，2014）。母婴分离（Li, Xue, Shao, Shao, & Wang, 2013；薛晓芳、李曼、王玮文、邵枫，2013）、早期社会隔离（Du et al., 2009, 2010）、成年期社会隔离（金晙、王玮文、刘美、邵枫，2009）、MK-801注射（苏允爱等，2011）等精神分裂症动物建模操作均引起大鼠PPI缺失，并且抗精神病药物治疗能逆转这种PPI缺失（金晙等，2009；李量、邵枫，2004）。

目前对精神分裂症患者PPI的研究，使用了不同的范式，得到的结果也有差异。总结近年来针对精神分裂症患者PPI的典型研究（见表1-1）可以发现，前脉冲刺激的特征、呈现方式、前脉冲刺激与惊刺激之间的时间间隔、注意状态、被试群体和服药情况等都对 PPI 有一些影响。

（1）前脉冲刺激的特征对 PPI 的影响。Braff 等人对比了 31 名精神分裂症患者和 34 名正常人类被试，发现当前脉冲刺激是白噪声时，患者的 PPI 缺失相比前脉冲刺激是纯音时更严重；断续的白噪声作为前脉冲刺激，相比连续的白噪声，患者 PPI 的缺失程度更重（Braff et al.，2001a）。Grillon 等人的研究发现，前脉冲刺激的不同声音强度也会影响 PPI，并且在不同声音强度下，精神分裂症患者都表现出 PPI 缺失（Grillon，Ameli，Charney，Krystal，& Braff，1992）。Blumenthal 等人的研究发现，前脉冲刺激与背景噪声之间的信噪比显著影响 PPI 的水平，降低前脉冲刺激和背景噪声之间的声音强度差异，可以提高知觉前脉冲刺激的任务难度，精神分裂症患者更有可能在面对高难度的任务的情况下表现出 PPI 的缺失（Blumenthal，Noto，Fox，& Franklin，2006）。由此说明，精神分裂症患者的 PPI 缺失是基于不同的前脉冲刺激特性的，实验中要选择合适的前脉冲刺激与背景噪声。

（2）前脉冲刺激的呈现方式对 PPI 的影响。双耳呈现前脉冲刺激时首发精神分裂症患者和精神分裂症患者的一级亲属表现出 PPI 缺失，而当单耳呈现前脉冲刺激，首发患者和患者的一级亲属并未表现出 PPI 的缺失（Kumari，Das，Zachariah，Ettinger，& Sharma，2005；Kumari，Fannon，Sumich，& Sharma，2007；Kumari，Soni，& Sharma，2001）。精神分裂症谱系的被试表现出 PPI 缺失，可能的原因是这些被试双耳加工存在问题，无法将来自两个耳朵的声音整合成为一个单一的声像，从而导致对前脉冲刺激的加工存在缺陷，引起 PPI 缺失。因此，本文中的前脉冲刺激均采用双耳呈现的方式。

（3）前脉冲刺激与惊刺激之间的时间间隔对 PPI 的影响。前脉冲刺激与惊刺激之间的时间间隔（Interstimulus Interval，ISI）会对 PPI 造成影响，在被动注意前脉冲刺激的实验范式，ISI 分别设定为 30、60、120、240 ms，结果发现，ISI 对 PPI 的影响呈倒 U 形，60 ms 和 120 ms ISI 条件下的 PPI 值最大，30、240 ms 的 PPI 值较小，且 ISI 对 PPI 的影响在正常人类被试和慢性精神分裂症患者中都存在（Braff et al.，2001b）。在主动注意前脉冲刺激的实验范式中，Dawson 等人将 ISI 定为 60、120、240 ms（Dawson, Schell, Hazlett, Nuechterlein, & Filion, 2000），Hazlett 等人将 ISI 定为 120、240 ms（Hazlett et al.，2007），在这两个研究中，正常被试仅在 120 ms ISI 的条件下注意前脉冲刺激引起的 PPI 大于忽略前脉冲刺激引起的 PPI，当时间间隔是 60 ms 或者 240 ms 时，这种注意前脉冲刺激引起的 PPI 增强作用消失。因此在实验中，应该设定合适的 ISI 来考察患者的 PPI。

（4）注意对 PPI 的影响。在被动注意范式中，即受试者不注意前脉冲刺激时，精神分裂症患者的 PPI 显著小于正常对照（Braff & Geyer, 1990）。不过患者 PPI 的损伤与疾病严重程度关系不大（Swerdlow et al.，2014）。在主动注意范式中，要求被试注意前脉冲刺激，正常被试注意前脉冲刺激时的 PPI 显著大于不注意前脉冲刺激的 PPI。而患者不仅基线 PPI 有缺失，注意对 PPI 的调节也有缺失，但只有注意对 PPI 调节的缺失才与精神分裂症特异性症状的严重程度有显著的相关（Hazlett et al.，2003；Hazlett et al.，2007）。因此注意对 PPI 的调节可能成为精神分裂症特异性的内表型指标和生物标记物。研究注意对 PPI 调节的范式和机理对于理解精神分裂症的病理机理有重要作用，这也是本书重点关注的核心问题，在后文中会详细分析。

（5）不同被试群体及其服药情况对 PPI 的影响。PPI 研究涉及人群既包括已经确诊的精神分裂症患者（Braff & Geyer, 1990；Braff et al.，2001b；Hazlett et al.，2003；Hazlett et al.，2007），也包括精神分裂型人格障碍的患者（Cadenhead et al.，1993；Cadenhead et al.，2000）和患者的一级亲属（Cadenhead et al.，2000；Kumari et al.，2005），研究证实，这三组人群都表现出 PPI 缺失，所以 PPI 可以作为研究精神分裂症基因表型的一个有效手段。同时，研究发现第二代抗精神病药对患者的 PPI 有改善作用，而第一代药物缺乏这一效应，因此 PPI 也可以作为考察抗精神病药作用的一个重要指标（Braff et al.，2001b；Geyer et al.，2001）。

表 1-1 精神分裂症谱系研究中入组人群、用药情况、前脉冲刺激特点、前脉冲刺激呈现方式对 PPI 的影响

参考文章	入组人群及用药情况	前脉冲刺激	呈现方式	与正常对照相比 PPI 结果
Braff et al. (1978)	用药的精神分裂症患者 (n=11) 未用药的精神分裂症患者 (n=1)	连续的 71 dB 1000 Hz 纯音	双耳	PPI 缺陷
Braff et al. (2001)	服用典型抗精神分裂症药物者 (n=5), 服用非典型抗精神分裂症药物者 (n=12), 二者皆服用者 (n=8)	20 ms 断续的 85 dB 白噪声或者 1000 Hz 纯音; 连续的 85 dB 白噪声或者 1000 Hz 纯音	双耳	断续的白噪声在精神分裂症患者中 PPI 缺损更严重
Cadenhead et al. (1993)	精神分裂型人格障碍 (n=16) 用药的精神分裂症患者 (n=2) 未用药的精神分裂症患者 (n=14)	20 ms 85 dB 的白噪声	双耳	三组被试均表现出明显的听觉 PPI 缺失, 而没有触觉 PPI 缺失
Cadenhead et al. (1993)	精神分裂症患者 (n=23) 精神分裂症患者一级亲属 (n=34) 精神分裂型人格障碍 (n=11)	20 ms 85 dB 的白噪声	双耳	三组被试均表现出明显的 PPI 缺失
Dawson et al. (1993)	服用典型抗精神分裂症药物者 (n=3), 未用药的精神分裂症患者 (n=12)	25 ms 70 dB 800/1200 Hz 的纯音	双耳	仅主动注意前脉冲刺激时有 PPI 缺失, 未注意时没有缺失
Grillon et al. (1992)	服用典型抗精神分裂症药物者 (n=12), 未用药的精神分裂症患者 (n=2)	20 ms 75/80/85/90 dB 的白噪声	双耳	所有前脉冲刺激强度水平都有 PPI 缺失
Hazlett et al. (2007)	精神分裂症患者 (n=12) 精神分裂型人格障碍 (n=15)	70 dB 800/1200 Hz 纯音	双耳	两组被试注意和不注意范式下的 PPI 差异与正常对照相比有显著差异

续表

参考文章	入组人群及用药情况	前脉冲刺激	呈现方式	与正常对照相比 PPI 结果
Kumari et al. (2005)	未发病的精神分裂症患者一级亲属（n = 19）	20 ms 85 dB 的白噪声	双耳 单耳	在只有双耳呈现而非单耳呈现前脉冲刺激的情况下，未发病的精神分裂症患者一级亲属表现出 PPI 缺失
Kumari et al. (2007)	未服药的首发精神分裂症患者（n = 20）	20 ms 85 dB 的白噪声	双耳 单耳	在双耳呈现前脉冲刺激时，首发精神分裂症患者表现出 PPI 缺失
Scholes et al. (2010)	用药的精神分裂症患者（n = 44）	20 ms 74 dB 的白噪声	双耳	精神分裂症患者表现出注意范式下的 PPI 缺失
Swerdlow et al. (2014)	用药的精神分裂症患者（n = 1402）	20 ms 白噪声	双耳	多中心的采样结果均显示患者的 PPI 缺失

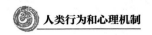

五　前脉冲抑制的注意调节与精神分裂症

精神分裂症患者的 PPI 缺损具有一定的特异性，如抑郁症和单纯的注意缺陷多动障碍患者就未发现存在 PPI 的缺损（Kohl, Heekeren, Klosterkötter, & Kuhn, 2013）。但是，强迫症和抽动秽语综合征患者也存在 PPI 的缺损（Swerdlow, Hartston, & Zinner, 1997a；Swerdlow, Zinner, Hartston, Filion, & Magulac, 1994；Swerdlow, 2012），双相障碍的 PPI 缺损表现为状态依赖性（Barrett, Kelly, Watson, Bell, & King, 2005；Giakoumaki et al., 2007；Gogos, van den Buuse, & Rossell, 2009）。其他一些神经精神疾病，如孤独症、焦虑症、创伤后应激障碍、物质依赖障碍以及亨廷顿舞蹈病等，对 PPI 考察的结果不太一致（Kohl et al., 2013）。故此，PPI 缺陷是精神分裂症的内表型指标之一，但不同疾病状态或不同疾病间鉴别的特异性研究仍需加强。

除了感觉门控缺陷，注意缺陷也是公认的精神分裂症内表型指标之一。一项跟踪研究显示，后期发展成精神分裂症谱系障碍的高危人群在未出现任何临床症状的初期就可检测出注意的缺损（Smith & Cornblatt, 2005）。因此，注意也是精神分裂症的内表型指标之一，并且与 PPI 关系密切。注意和 PPI 都是大脑选择重要信息并且抑制无关信息干扰的机制，并且也都可以作为精神分裂症早期识别和筛查的内表型指标，但是目前关于二者关系的研究还不多见。2000 年 Dawson 等人发展出一种注意调节 PPI 的研究范式，发现精神分裂症患者注意对 PPI 的调节存在缺陷（Dawson et al., 2000），2007 年 Hazlett 等人的研究发现，在精神分裂症患者中，不仅基线 PPI 有缺失，注意对 PPI 的调节也有缺失，但只有注意对 PPI 调节的缺失才与精神分裂症特异性症状的严重程度有显著的相关（Hazlett et al., 2007）。在模拟精神分裂症的动物模型研究中，幼年早期社会隔离只减弱成年后大鼠的 PPI，却能完全消除对 PPI 的恐惧条件化性增强和知觉分离性增强（Du et al., 2009；Du et al., 2010）。因此，PPI 注意调节的缺失可能与精神分裂症的关系更为密切。

在精神分裂症患者中，尽管研究结果比较一致地发现 PPI 的缺失，但 PPI 缺失在多种精神疾病中都存在，例如强迫症、双相情感障碍等（Kohl et al.，2013）。已有研究显示，5 种主要精神疾病（精神分裂症、双相情感障碍等）遗传关联程度达 17% ~ 28%，因此也可将 PPI 特异性的不足归因于精神疾病共同的遗传变异重叠（Consortium，2013）。未来要实现 PPI 在临床中的应用，可以通过两方面途径解决。一方面，PPI 可以与其他的神经生理和认知神经测试结合，如与事件相关电位（P50，MMN，P3a，N100）、眼动等联合构建一套系统测查精神疾病的内表型工具（Light et al.，2012）。另一方面，可以发展新的 PPI 范式以实现对不同疾病的特异性表达。精神分裂症患者较为独特的核心症状是注意缺损，这种缺损在强迫症、双相情感障碍等精神疾病中表现并不明显。因此，我们可以引入注意对 PPI 的调节范式，提高 PPI 对精神分裂症测查的特异性。本书将以注意对 PPI 的调节作为切入点，着重探讨患者注意对 PPI 的调节缺陷，提高注意对 PPI 调节作为精神分裂症特异性内表型指标的可能性。

六　高级认知过程对前脉冲抑制的调节

尽管 PPI 的解剖环路主要位于脑干水平，PPI 被认为是一种自动化过程。前脉冲抑制受到复杂的神经调控、更高认知加工的调节。在前脉冲抑制的神经环路外，调控前脉冲抑制的脑区包括杏仁核、内侧前额叶下边缘区、听觉皮层、外侧苍白球、伏隔核、腹侧海马等（Li et al.，2009；Caine，Geyer & Swerdlow，1992）。不同神经递质，如多巴胺、五羟色胺等在前脉冲抑制中发挥不同作用（Bubser & Koch，1994；Campeau & Davis，1995；Young，2010；Kehne et al.，1996）。在精神分裂症患者（或隔离饲养动物模型）、注意缺陷多动症病人或焦虑障碍患者中，往往存在惊反射的增强和前脉冲抑制的减弱（Du et al.，2009；2010；Ludewig et al.，2002）。前人的研究发现，注意等自上而下的认知加工对于前脉冲抑制具有调节作用。

　　人类大量实验的结果证实，PPI 受到注意和情绪等高级认知过程的调节（Bradley，Codispoti，& Lang，2006；Bradley，Cuthbert，& Lang，1993；Dawson et al.，1993；Dawson et al.，2000；Hazlett et al.，2003；Hazlett et al.，2007）。人类心理行为学研究发现，对前脉冲刺激的选择性注意可以调节 PPI（Dawson et al.，1993；Dawson et al.，2000；Hazlett et al.，2003；Hazlett et al.，2007）。在 Hazlett 等人的注意前脉冲刺激范式中，给被试呈现两种频率不同的纯音作为前脉冲刺激，这两种纯音具有不同的时间长度，标准纯音的长度是 5 s，探测纯音长度是 8 s，要求被试默数其中一种音调的探测纯音个数，同时忽略另外一种音调的纯音（Hazlett et al.，2007）。这种范式主要是让被试注意其中某一种频率的声音而忽略另外一种频率的声音。研究发现，正常被试注意前脉冲刺激时可以增强 PPI，而精神分裂症患者的注意增强作用受损。

　　此外，Fillion 等人（1993）发现，当前脉冲刺激与惊刺激时间间隔（ISI）为 120 ms 时，注意与忽略前脉冲刺激相比，引起更强的 PPI（Filion，Dawson，& Schell，1993）。其他实验也证实前脉冲刺激与惊刺激时间间隔（ISI）为 120 ms 时存在 PPI 增强，而前脉冲刺激与惊刺激时间间隔（ISI）为 60 ms 或者 240 ms 时不存在 PPI 增强（Ashare，Hawk，& Mazzullo，2007；Hazlett et al.，2003；Hazlett et al.，2007）。Dawson 等（1993）指出刺激间隔为 60 ms 时，前脉冲抑制为前注意过程，是对刺激的侦察和评估，120 s 左右前脉冲抑制受到注意的调节，之后（大概在 240 ms）是对刺激的判断（对于大鼠，刺激间隔为 100ms 时，就可以产生对前脉冲抑制的调节作用（Du et al.，2010）。然而有研究发现刺激间隔为 60 ms 时，相对于被动任务，在主动反应任务中就会产生对注意和忽视前脉冲的前脉冲抑制的增强，这可能反映出一种非选择性注意分配的调节（Filion & Poje，2003）。但是其他的研究结果证实，当被试同时注意前脉冲刺激和惊刺激时，PPI 的增强发生在 ISI 为 240 ms 而非 100 ms 的时候（Ashare et al.，2007；Ashare et al.，2010）。这些不一致的研究结果也说明注意等高级认知活动对 PPI 的调节是复杂而多样的，ISI 会影响注意对 PPI 的调节过程。

情绪也可以调节 PPI。情绪过程对于人类在复杂场景中的选择性注意和认知加工有巨大影响。带有情绪色彩的刺激相对于中性刺激，更容易引起人们的选择性注意和深层的认知加工，同时，情绪注意还可以强化对于目标刺激的神经表达和抵抗掩蔽刺激的干扰（Maren，2011）。人类研究发现，不同情绪色彩的图片作为前脉冲刺激会显著地降低听觉惊反射，而令人愉悦或者恐惧的图片引起的 PPI 比中性图片引起的 PPI 强（Bradley et al.，2006；Bradley et al.，1993）。

在动物实验中，情绪同样可以调节 PPI。能引起恐惧情绪的刺激分为两类，非条件刺激（unconditoned stimulus，US）和条件刺激（conditioned stimulus，CS）。非条件刺激是天生可以引起恐惧情绪的刺激，例如电击等。条件刺激和非条件刺激经过匹配学习之后，也可以引起恐惧情绪（Maren，2011）。对于大鼠来说，如果一个听觉前脉冲刺激与足底电击经过了匹配学习，那么该听觉前脉冲刺激也可以引起大鼠的恐惧情绪。前人的实验表明，听觉恐惧条件化（auditory fear conditioning）可以增强大鼠的 PPI（Huang et al.，2007；Li et al.，2008；Zou et al.，2007）。具体而言，当前脉冲刺激经过与足底电击在时间上的精确匹配而被恐惧条件化后，其引发的 PPI 显著强于恐惧条件化操作前。不仅如此，杜忆等人的研究进一步证实，恐惧条件化对大鼠 PPI 的提高可能不是源于对于周围环境的警觉性提高：某种频率的前脉冲刺激经过恐惧条件学习，而另外一种频率的前脉冲刺激经过条件化控制学习，只有条件化过的前脉冲刺激引起的 PPI 显著提高，而条件化控制学习的前脉冲刺激并没有引起 PPI 的提高（Du et al.，2009；Du et al.，2010）。可以看出，恐惧条件化对于 PPI 的增强具有刺激特征特异性，前脉冲刺激在恐惧条件化后具有了生态学意义，大鼠对其注意/情绪/认知反应相应提高，进而强化了中枢对前脉冲刺激的认知加工，引发了 PPI 的增强（Du et al.，2009；Du et al.，2010；Huang et al.，2007；Li et al.，2008；Zou et al.，2007）。情绪条件化对 PPI 的增强过程不仅仅涉及选择性注意，还包括对前脉冲

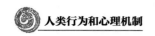

刺激的学习，情绪记忆的提取等过程，尽管如此，情绪对 PPI 的调节也可以部分反映注意过程对 PPI 的调节作用。

总体来说，目前注意对 PPI 的调节研究在人类实验和动物实验中都有一定的探索，但是还没有建立一种人和动物共有的注意调节 PPI 范式。动物实验和人类实验平行进行对于深入理解注意对 PPI 的调节机制至关重要。本书人类研究在正常人类被试和慢性精神分裂症患者中开展，动物研究以实验大鼠为研究对象，将二者结合起来可以缩短动物实验结果向人类实验结果的转化应用时间，也可以帮助研究者更深入地理解注意对 PPI 的调节作用及机制。因此本书将引入一种人和动物共有的引起听觉选择性注意的知觉空间分离线索，来建立一种人和动物共有的知觉空间分离调节 PPI 的行为范式。

七　听觉优先效应、知觉空间分离和空间选择性注意

在一个有混响的声学条件下，例如我们祖先居住的洞穴和现代人居住的房间，任何一个声源都可以引发大量的反射声源，而充斥反射声波的环境对目标声源的觉察和辨认都有严重的影响。例如，在一个有多人说话和各种噪声的"鸡尾酒会"场景下，同时存在许多不同的声源：多个人同时说话的声音、餐具的碰撞声、音乐声以及这些声音经过墙壁和室内物体反射所产生的反射声等。因此，到达听者外耳道的混合声波中不存在独立的与不同声源相对应的声波。然而，在这种声学环境中，听者却能够在相当程度上听懂所注意的目标语句。听者是如何从所接收到的混合声波中分离出不同说话人的言语信号进而听懂目标语句呢？这就是 cherry 在 1953 年提出的著名的"鸡尾酒会"问题（Cherry，1953）。Cherry 在他提出"鸡尾酒会"问题时，也提出了几种可能被用来减少和消除言语掩蔽的线索，其中一个重要的线索是干扰声音与目标声音之间的空间分离。

目标声源和其他掩蔽声源的空间分离有助于对目标声源的觉察和辨认，这是因为：①空间分离可以提高一个耳朵中的声强信噪比（声学物

理学去掩蔽效果）；②发自目标声源的声波到达两耳的时间差不同于其他掩蔽声源到达两耳的时间差，进而能提升听觉神经元对目标声音的反应（神经生理学去掩蔽效果）。然而，在有混响的声学环境下，由于大量反射波的存在，上述的两种去掩蔽效果都被减弱或消除。有意思的是，尽管这两种去掩蔽效果不再存在，但言语目标声源与掩蔽声源的空间分离仍然能够促进对该目标言语的识别。这说明还存在一种认知层面的去掩蔽机制来促进对声音的觉察和辨认。在认识这种线索之前，需要介绍一下听觉优先效应的概念。

（一）优先效应

具有正常听力的人能够知觉融合相关的声波，当来自声源的直达声和反射声之间的时间延迟足够短时（如 1 ~ 10 ms），落后声音的知觉特征（attributes）会在知觉层次上被领先声音所"捕捉"，听者只感觉到来自领先声源处的一个融合的声像。这种现象被称为听觉优先效应（the precedence effect）（Li et al.，2005；Litovsky et al.，1999；Wallach，Newman，& Rosenzweig，1949）。在有回声的环境中，优先效应可以使人们似乎感觉不到来自不同方向的反射声，进而在知觉层次上减少回声的干扰影响，以帮助听者准确地判断声源的空间位置（如图 1 - 5 所示）。

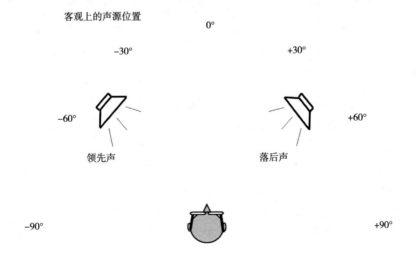

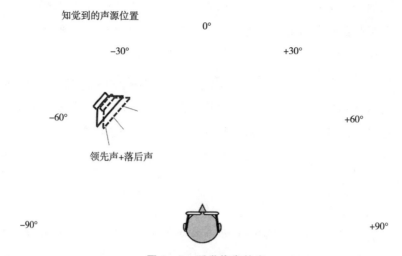

知觉到的声源位置

图1-5　听觉优先效应

说明：当领先声和落后声之间的时间延迟足够短时，落后声的声像被捕捉到在领先声附近。

（二）基于优先效应的知觉空间分离

听觉优先效应是一种复杂的知觉组织过程，包括对声音精细结构的中枢暂存、声源之间相关性的计算以及对落后声音特征的知觉"捕捉"过程（Li et al.，2005）。人类和实验动物都可以利用听觉优先效应实现对声源的快速定位。由于听觉优先效应的存在，我们几乎感觉不到反射声波的存在。在实验室模拟条件下，利用优先效应可以使不相关的声音信号在知觉上产生空间分离或者空间重合。举例来讲（如图1-6所示），当左、右两个喇叭播放A、B两个不同声音时（图1-6a），如果对A声音来讲，左喇叭提前3 ms，而对B声音来讲，右喇叭提前3 ms，则两个喇叭发出的A声音就会有主观融合，其声像来自左喇叭。同样，两个喇叭发出的B声音也会有主观融合，其声像来自右喇叭。这样，A、B两个声像就会出现知觉空间分离（图1-6h）。相反，如果A、B两个声音都是左喇叭领先右喇叭3 ms，两个声像就会出现知觉空间重合（图1-6c）。

值得注意的是，A、B两个声源都由每个喇叭发出，因而没有客观的分离。同时，这种分离并不改变信号的频谱、强度以及声像的

空间范围，因而改变声学性质（如信噪比）的头影的声学效应以及
双耳时间差的神经生理学效应就被削弱或消除。知觉空间分离可使
被试更好地将选择性注意集中在目标信号而忽视掩蔽刺激，进而提
高对目标信号的识别，这反映了大脑在复杂的刺激场景下提取和加
工目标信号的一个重要的知觉功能（Huang et al.，2008；Wu et al.，
2005）。

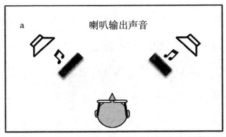

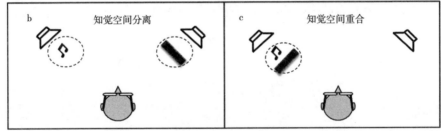

图 1 - 6　知觉空间分离

说明：A 声音（音乐符号）和 B 声音（宽波符号）之间的物理关系（图 a）和知觉空间
关系（图 b、c）。（图 a）A、B 声音都经过左右两个分离的喇叭播放。（图 b）A、B 声音的知
觉空间分离。（图 c）A、B 声音的知觉空间重合。

　　人类实验心理学的研究表明，信号刺激与掩蔽刺激之间的知觉空
间分离不会影响信噪比，但会促进人类被试对目标信号的选择性注意
进而减少掩蔽声音的影响并提高对信号的识别（Huang et al.，2008；
Wu et al.，2005）。例如，Wu 等人在 2005 年的研究中发现，通过改
变两个声音播放喇叭之间的时间延迟操纵目标语句和掩蔽噪声之间的
空间关系，当目标语句和掩蔽语句之间的知觉空间位置有 45 度或者
90 度差别时，对于目标语句的识别显著高于当两者的空间位置有 0 度

差别的条件。由此可见,信号刺激和掩蔽刺激之间的知觉空间位置的分离可以促进空间选择性注意集中在目标信号上,从而提高对目标信号的识别。Zhang 等人的研究进一步发现,知觉空间分离可以通过增强空间选择性注意,提高目标信号诱发的皮层电位反应(Zhang, Lu, Wu, & Li, 2014)。

对大鼠的研究也表明,经过恐惧学习之后,前脉冲刺激对大鼠来说具有了生物学上的意义,对其生存是有重要影响的。经过恐惧条件化之后的前脉冲刺激与背景噪声之间的知觉空间分离可以进一步增强 PPI(Du et al., 2009;Du et al., 2012;Du et al., 2010;Du et al., 2011;Lei, Luo, Qu, Jia, & Li, 2014)。由此可见,前脉冲刺激和背景噪声之间的知觉空间分离可以促进大鼠将选择性空间注意集中到前脉冲刺激上,对前脉冲刺激进行更进一步的加工,从而进一步增强 PPI。在上述情况下,目标语句和掩蔽声音之间没有实际的空间分离,那么去掩蔽的头影效应和双耳时间差效应就不存在,但是大脑却可以利用优先效应造成的目标与掩蔽刺激之间的知觉空间分离来增强对目标的注意,这反映了人脑的一个重要的高级知觉功能。

基于听觉优先效应的目标信号与掩蔽刺激之间的知觉空间分离可以增强人类被试对目标信号的空间选择性注意,从而提高人类的言语识别成绩;知觉空间分离也可以增强大鼠的空间选择性注意,提高大鼠的 PPI(Du et al., 2009;Wu et al., 2005)。因此,知觉空间分离线索引起的空间选择性注意是人和动物共有的一种能力,而且操作简便,仅需调整领先声和落后声的时间差就可以操纵知觉的空间位置。将知觉空间分离线索引入注意对 PPI 的调节范式中,可以系统研究注意对 PPI 的调节作用及相关的神经环路,是一种优良的、操作简便的、人和动物共有的注意调节 PPI 行为范式。

第三节　问题的提出和本书的组织

一　正常被试知觉空间分离对 PPI 的调节

为了研究注意对 PPI 的调节，本书第二章的实验首先在人类被试中建立了一种新的注意调节 PPI 的行为范式，将知觉空间分离去掩蔽线索引入对 PPI 的研究中。人类心理物理实验和动物行为实验都表明，知觉空间分离作为一种重要的空间线索，可以选择性地增强对目标刺激的空间注意，并且这种能力在人和动物中都存在（Du et al., 2009；Du et al., 2012；Du et al., 2010；Du et al., 2011；Freyman et al., 2001；Freyman, Balakrishnan, & Helfer, 2008；Freyman et al., 1999；Helfer & Freyman, 2008；Huang et al., 2008a；Huang et al., 2009a）。因此，引入知觉空间分离去掩蔽线索可以建立一种新的注意调节 PPI 的行为范式。实验 2.1 通过操纵左右耳机呈现前脉冲刺激和背景噪声的时间差，考察人类被试利用知觉空间分离调节 PPI 的行为表现。实验 2.2 在实验 2.1 建立的注意调节 PPI 行为范式基础上，进一步考察前脉冲刺激和惊刺激之间的时间间隔对知觉空间分离调节 PPI 的影响。

二　知觉空间分离对 PPI 调节的皮层加工机制

Zhang 等人的研究发现，知觉空间分离可以提高目标信号的皮层诱发电位（Zhang et al., 2014），注意对于听觉诱发电位成分（例如，N1 – P2）也有显著的影响（Näätänen, Gaillard, & Mäntysalo, 1978；Picton & Hillyard, 1974）。那么，知觉空间分离对 PPI 的调节是不是也涉及对前脉冲刺激的皮层诱发电位调节呢？知觉空间分离对 PPI 调节的皮层加工机制是第三章的研究重点。

三　慢性精神分裂症患者知觉空间分离对 PPI 的调节

慢性精神分裂症患者表现出 PPI 的缺失，那么患者是否存在知觉空

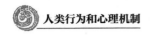

间分离对 PPI 调节的缺失呢？第四章的实验将新的知觉空间分离调节 PPI 的行为范式应用到慢性精神分裂症患者中，考察慢性患者注意调节 PPI 的缺失情况，并考察基线 PPI 和注意对 PPI 的增强与病症严重程度的关系，以及注意对 PPI 的调节作为精神分裂症患者内表型指标的可能性。

四 实验大鼠知觉空间分离对 PPI 的调节及空间特异性

PPI 是进行转化研究的优良范式（Braff et al.，2001b；Fendt & Koch，2013；Gilmour et al.，2013；Swerdlow et al.，2008），人和动物都可以利用知觉空间分离线索提高对目标刺激的空间选择性注意，因此动物实验中知觉空间分离对 PPI 的调节是第五章的考察重点。本书第五章的内容将人类被试中建立的知觉空间分离对 PPI 调节的范式引入动物实验中，考察大鼠知觉空间分离对 PPI 的调节，并进一步研究知觉空间分离调节 PPI 的空间特异性问题。

五 实验大鼠知觉空间分离调节 PPI 的关键脑区

动物实验的优势在于对神经机制的深入研究。第六章的研究在建立知觉空间分离空间特异性调节 PPI 的动物行为模型之后，进一步探索知觉空间分离调节 PPI 的神经通路和涉及的重要脑区问题。以往的研究显示，后顶叶（posterior parietal cortex，PPC）在空间注意和空间信息的加工中起到了重要作用。后顶叶介导了大鼠的注意转向（directed attention）、维持注意（sustained attention）、注意定势转移（attentional set - shifting）等功能（Bucci，2009；Kim et al.，2005；Reep，Chandler，King，& Corwin，1994；Reep & Corwin，2009）。第六章的内容主要探讨后顶叶在知觉空间分离调节 PPI 中的作用，试图补充和完善注意调节 PPI 的神经环路图。

本书第二章至第六章的内容分别对上述五个关键问题进行了回答（见表 1 -2）。

表1-2 本书组织和结构说明

第二章	知觉空间分离对前脉冲抑制的调节	
	目的	方法
实验2.1	正常被试知觉空间分离对PPI的调节	通过心理物理测量,将知觉空间分离线索引入对PPI的注意调节范式中,考察知觉空间分离对PPI的调节作用
实验2.2	知觉空间分离对PPI调节的时间特性	通过引入不同的前脉冲刺激与惊刺激之间的时间间隔,考察知觉空间分离对PPI调节的时间特性
第三章	知觉空间分离对前脉冲抑制调节的皮层加工机制	
	目的	方法
实验3	知觉空间分离对PPI的调节	通过心理物理测量,进一步验证知觉空间分离对PPI的调节
		通过ERPs方法,考察同一批被试知觉空间分离对目标刺激诱发皮层电位的调节作用
	知觉空间分离对PPI的调节与知觉空间分离对目标刺激皮层诱发电位调节的关系	通过相关分析,确定上述二者之间的关系
第四章	慢性精神分裂症患者知觉空间分离对前脉冲抑制的调节	
	目的	方法
实验4	慢性精神分裂症患者知觉空间分离对PPI的调节	通过心理物理测量和临床神经诊断,考察慢性精神分裂症患者知觉空间分离对PPI的调节,并探索基线PPI和知觉空间分离对PPI的调节与精神病症严重程度的关系
第五章	实验大鼠知觉空间分离调节前脉冲抑制的空间特异性	
	目的	方法
实验5	大鼠知觉空间分离对PPI的调节及空间特异性	通过大鼠PPI行为测量,研究在实验动物中知觉空间分离对PPI的调节,重点考察知觉空间分离调节PPI的空间特异性
第六章	实验大鼠知觉空间分离调节前脉冲抑制的关键脑区	
	目的	方法
实验6	大鼠知觉空间分离空间特异性调节PPI的关键脑区	通过大鼠PPI行为测量和神经药物局部阻断方法,初步研究大鼠知觉空间分离调节PPI的神经通路,重点探讨后顶叶在其中的作用

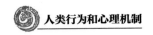

第四节　研究方法说明

一　实验对象

本书以注意对 PPI 的调节及其机制作为切入点，探讨脑内多种认知过程交互作用的特点及机制，以及注意对 PPI 的调节成为精神分裂症早期诊断和识别的内表型和生物标记物的可能性。PPI 是一种公认的人和动物共有的感觉运动门控测量模型，同时人和动物都可以利用知觉空间分离线索提高对目标刺激的空间选择性注意，因此本书也将知觉空间分离对 PPI 的调节应用到不同的实验对象中。

第二章的实验在正常人类被试中探索知觉空间分离对 PPI 的调节作用，第三章的实验在正常人类被试中探索知觉空间分离调节 PPI 的皮层加工机制，第四章的实验在来自北京安定医院的慢性精神分裂症患者中探索知觉空间分离对 PPI 的调节作用，以及知觉空间分离对 PPI 的调节与精神病症严重程度的关系。在人类实验中建立的知觉空间分离调节 PPI 范式在第五章中被用到了实验大鼠中，建立动物恐惧条件化和知觉空间分离对 PPI 的调节范式，并探讨知觉空间分离调节 PPI 的空间特异性。第六章的实验同样利用实验大鼠，通过手术操作和神经药物局部阻断的方法，探讨知觉空间分离调节 PPI 的神经通路以及后顶叶在其中的重要作用。

总体来说，本书通过第二章到第六章的实验，系统地在正常人类被试、慢性精神分裂症患者和实验大鼠中，研究知觉空间分离对 PPI 调节的行为范式及其可能的神经机制，是在人类实验和动物实验中进行平行研究的一次尝试。

二　实验刺激

本文对前脉冲刺激的选择有两个主要原则：①前脉冲刺激可以引

起稳定的 PPI，并且 PPI 在慢性精神分裂症患者中具有明显的缺失；②由于要引入知觉空间分离线索，所以前脉冲刺激的长度要合适，既能引起知觉空间分离，又不能太长，以免影响选择性注意的保持。针对第一个原则，本书的实验选择的前脉冲刺激是宽带白噪声或者复合纯音，可以引起稳定的 PPI（Braff et al.，2001）。针对第二个原则，人类前脉冲刺激的长度设定为 150 ms，为了引起知觉空间分离的效果，双耳延迟设定为 3 ms（Li et al.，2013）；动物实验前脉冲刺激的长度设定为 50 ms，为了引起知觉空间分离的效果，双耳延迟设定为 1 ms（Kelly，1974）。

三　实验手段

针对不同的实验对象和实验目的，本书采取了多种实验手段。第二章的实验研究正常人类被试知觉空间分离对 PPI 的调节作用，主要采用心理物理测量方法。第三章的实验在正常人类被试中探索知觉空间分离调节 PPI 的皮层加工机制，主要采用听觉事件诱发电位（ERPs）技术和心理物理测量技术来进行探讨。第四章的实验研究慢性精神分裂症患者知觉空间分离对 PPI 调节作用的缺失，以及知觉空间分离对 PPI 的调节作用与精神病症严重程度的关系，主要采用心理物理测量、临床症状评估方法。第五章的实验利用大鼠建立恐惧条件化和知觉空间分离对 PPI 的调节范式，并探讨知觉空间分离调节 PPI 的空间特异性和 mGluR5 在 PPI 调节中的作用，主要采用 PPI 行为测量和皮下药物注射的方法进行研究。第六章的实验探讨知觉空间分离调节 PPI 的神经通路以及后顶叶在其中的重要作用，采用 PPI 行为测量和神经药物局部阻断的方法进行研究。总体来说，本书针对不同实验目的使用了人类实验和动物实验中经常用到的方法，例如心理物理测量、脑电技术、动物行为测量、动物脑区局部阻断等，系统研究了知觉空间分离对 PPI 的调节作用及其内在的神经机制。

第二章　知觉空间分离对前脉冲抑制的调节

第一节　知觉空间分离对前脉冲抑制调节的行为范式

一　引言

惊反射的前脉冲抑制（PPI）反映了一种脑内信息加工保护机制的激活过程，是公认的一种感觉门控测量模型。最初研究者们认为 PPI 是一种"自动化"的加工机制，反映了早期的信息加工过程，所涉及的脑区主要位于脑干水平。不过，近年来的研究发现 PPI 受到高级注意过程的调节（Dawson et al.，1993；Dawson et al.，2000；Du et al.，2009；Du et al.，2010；Li et al.，2009）。在人类被试中，对前脉冲刺激的选择性注意可以特异性地提高 PPI（Dawson et al.，1993；Dawson et al.，2000）；在动物实验中，恐惧条件化（fear conditioning）以及知觉空间分离（perceived spatial separation）可以通过增强对前脉冲刺激的选择性注意来提高 PPI（Du et al.，2009；Du et al.，2010）。

在慢性精神分裂症患者和模拟精神分裂症的动物模型中，存在注意对 PPI 的调节异常（Dawson et al.，2000；Du et al.，2009；Du et al.，2010；Hazlett et al.，2003；Hazlett et al.，2007）。Dawson 等人的研究发现，正常人类被试在主动注意前脉冲刺激条件下引起的 PPI 大于忽略前脉冲刺激条件下引起的 PPI，说明注意可以提高 PPI；但是对精神分裂症患者来说，注意对 PPI 的增强作用缺失，并且注意对 PPI 调节的缺失与患者的阳性症状和思维混乱有正相关（Dawson et al.，2000）。Hazlett 等人发现精神分裂症患者以及精神分裂型人格障碍的人群表现出明显的 PPI 缺失，并且对 PPI 注意调节的缺失而非 PPI 的缺失与患者的疾病严重程度更加相关，进一步体现了注意对 PPI 的调节缺失与精神分裂症的特异性关系（Hazlett et al.，2007）。在动物研究中，早期社会隔离的大鼠（一种模拟精神分裂症的动物模型）恐惧条件化和知觉空间分离对 PPI 的调节都存在缺失。因此，研究注意对 PPI 的调节过程及其机制对于理解脑内不同认知机制的交互作用以及某些精神疾病的内在机理是非常重要的。不过，前人的研究并没有建立一种人和动物共有的研究注意调节 PPI 的行为范式，本书的第一部分将在人类被试中建立一种注意调节 PPI 的新的行为范式，并希望将该范式应用到随后的精神分裂症患者和动物模型中。

在前人研究注意对 PPI 调节的范式中，通常给被试呈现两种频率不同的纯音作为前脉冲刺激，这两种频率的纯音具有两种不同的时长，标准纯音的长度是 5 s，探测纯音的长度是 8 s，要求被试默数其中一种频率的纯音中探测纯音的个数，同时忽略另外一种频率的纯音（Hazlett et al.，2007）。这种范式主要是让被试注意其中某一种频率的声音而忽略另外一种频率的声音。实验者操纵了前脉冲刺激的长度，但是也存在一个重要的缺陷。传统的 PPI 范式中前脉冲刺激的长度在 20～200ms 之间，然后 30～500ms 之后出现惊刺激（Braff et al.，2001a）。Hazlett 等人的实验中前脉冲刺激长度是 5 s 甚至 8 s，这么长时间的前脉冲刺激是否可以引起 PPI，或者引起的 PPI 是否反映了脑内的感觉门控过程是值得讨论的。而且因为前脉冲刺激的长度过长，被试的注意不可能一直保持在需要注意的某频率的声音上，也就是说被忽略的某一个频率的纯音也会获得一些注意资源的分配，我们不能说单一频率的声音被注意了，而另外一个频率的声音被忽略了。

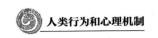

为了建立一种更加纯粹的注意调节 PPI 的范式，我们引入一种新的听觉注意/认知线索：听觉优先效应引起的知觉空间分离（Li et al.，2005）。由于听觉优先效应的存在，领先声音的声像可以捕捉落后声音的声像，使听者听起来好像只有一个声音存在，并且声源的位置在领先声音附近（Clifton，1987；Freyman，Clifton，& Litovsky，1991；Litovsky et al.，1999；Wallach et al.，1949；Zurek，1987）。在人类心理物理实验中，左、右两个喇叭分别播放 A、B 两个不同的声音。对 A 声音来讲，左喇叭领先 3 ms，由于优先效应，知觉融合后的 A 声像来自左喇叭；而对 B 声音来讲，右喇叭领先 3 ms，则两个喇叭所发出的 B 声音的知觉融合声像来自右喇叭（Wu et al.，2005）。这样，A、B 两个声像（即两个不同的听觉客体）就会出现左右知觉空间分离。但因为两个声音都由这两个喇叭发出，所以并不存在客观的分离，进而不影响双耳接收两种声音信号的信噪比。当左、右喇叭位置相对于听者对称时，这种知觉分离也不影响声像的知觉密度。基于听觉优先效应的声像之间的知觉空间分离反映了听觉认知系统对听觉客体特征的加工和空间属性的加工之间的整合。这种知觉空间分离可以使听者忽视一个声源的声像，而同时选择性地强化对另一个声源声像的注意（Li et al.，2009）。

在人类实验中，基于听觉优先效应的知觉空间分离可以通过增强空间选择性注意提高对目标言语的识别成绩（Freyman et al.，2001；Freyman et al.，1999；Wu et al.，2005）。例如在 Wu 等人的研究中，当播放的背景噪声是言语噪声时，知觉空间分离可以明显提高被试的言语识别成绩，并且这种知觉空间分离去掩蔽的作用在多个实验中得到验证（Huang et al.，2008a；Huang et al.，2009a；Huang, Xu, Wu, & Li，2010）。在动物实验中，当一个被恐惧条件化的前脉冲声音与掩蔽噪声之间出现基于听觉优先效应的知觉空间分离时，大鼠对该前脉冲声音的空间选择性注意被强化，而使得 PPI 得到进一步的增强（Du, Li, Wu, & Li，2009；Du, Wu, & Li，2010；Du, Wu, & Li，2011）。在复杂的听觉场景，前脉冲声音与掩蔽噪声之间的知觉空间分离不改变声音的信噪比以及刺激声像的主观密度，但是能通过减弱对掩蔽噪声声像的注意而强化对该前脉冲声音的注意（Du et al.，2009；Du et al.，2010；Du et al.，2011）。不过，在人类被试中，知觉空间分离是否可以选择性增强 PPI 目前还没有相应的实验数据可以参考。因此，本实验通过操纵前脉冲刺激和背景噪声之间的知觉空间关系，考察人类被试中知觉空间分离对于 PPI 的调节作用。

此外，Kelly 等人的研究发现，在大鼠中同一声源左右耳或者左右扬声器之间 1 ms 的时间间隔足以引起知觉的融合，进而产生前脉冲刺激和背景噪声之间的知觉空间分离（Kelly，1974）。在人类知觉空间分离促进言语识别的实验中，通常选用同一声源左右耳或者左右扬声器之间 1～6 ms 的时间间隔，可以产生较好的知觉空间分离效果（Zurek，1987）。在本实验中，我们使用的是耳机播放声音，选用的双耳之间的时间间隔是 3 ms。

二　实验方法

（一）被试

本实验共有 38 名被试参加（平均年龄 27.89 岁，18 名女性）。他们在 1000 Hz 的声音频率上具有正常且平衡的纯音测听阈限（纯音测听阈限不大于 30 dB HL，双耳阈限差不超过 15 dB SPL）。同时，排除本人或者一级亲属患有精神疾病的被试。其中有另外 2 名被试由于对于惊刺激没有反应而未被列入分析。本实验所有被试在了解实验目的和程序后都在知情同意书上签字表明他们自愿参加实验。实验完成后付给他们适当的报酬。

（二）实验刺激和设备

被试坐在安静的房间中（房间的环境噪声低于 40 dB SPL），所使用的测量惊反射的设备为人类震惊反射设备（北京天鸣宏远设备公司，北京，中国）。高斯白噪声是 MATLAB 函数库中的"randn()"生成，采样率是 16 kHz。惊刺激使用 40 ms，104 dB SPL 的白噪声，前脉冲刺激使用 150 ms，65 dB SPL 的白噪声，背景噪声是 60 dB SPL 的白噪声，

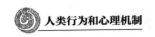
所有声音由声强计（AUDit and System 824, Larson Davis, USA）校正后，经笔记本电脑声卡（VT1705 Audio Codec, 5.1 Channel HD Audio）传入耳机（HD 600, SENNHEISER, Germany），均匀入双耳。

被试的惊反射通过导电电极记录右侧眼轮匝肌的肌电活动（EMG）获得（Braff et al., 2001; Graham, 1975）。实验所用电极是银氯电极，直径为 4mm，填充导电膏之后，用医用胶带贴在右眼轮匝肌附近（如图 2-1 所示）。导电电极共有三个，第一个正电极放在右眼瞳孔下约 1cm 处，第二个负电极放右眼瞳孔正外侧约 2cm 处，第三个参考电极（接地电极）放在右侧耳后乳突处。实验过程中，肌电信号经过高通 10 Hz 和低通 500 Hz 的滤波，信号幅度放大 40000 倍。同时，记录过程中采样频率是 1000 Hz，在惊刺激出现之前 250 ms 和惊刺激出现之后 300 ms 内采集数据，并保证每个电极的电阻小于 5 kΩ。在正式开始实验之前，首先播放 3 个惊刺激声音，观察被试的电极粘贴情况。这个步骤可以保证被试熟悉测试环境，消除恐惧心理，同时可以得知被试对惊反射是否有反应，排除不反应的被试。之后给被试呈现前脉冲刺激信号，让被试熟悉并确认前脉冲刺激知觉的方向。实验过程中要求被试睁开眼睛，目视正前方屏幕十字位置。

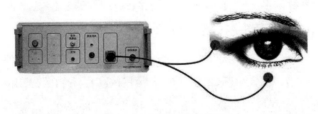

图 2-1　人类惊反射设备

（三）实验程序

本实验是一个单因素两水平的被试内实验设计，变量是前脉冲刺激和背景噪声之间的知觉空间关系：前脉冲刺激和背景噪声在知觉上空间重合，或者前脉冲刺激和背景噪声在知觉上空间分离。实验分为两个组块进行，每个组块包括 32 个试次。在第一个组块中，背景噪声总是右耳领先左耳 3 ms，由于听觉优先效应的存在，被试会感觉背景噪声来自右方。除去背景噪声之外，耳机还随机播放前脉冲刺激。前脉冲刺激左耳或者右耳领先 3 ms，被试会感觉前脉冲刺激来自左方或者右方，这样就形成了两种前脉冲刺激和背景噪声的空间关系，两者在知觉上来自同一个方向（知觉重合）或者不同的方向（知觉分离）。每种实验条件随机呈现 8 次，一共是 16 个试次。前脉冲刺激结束之后的 120 ms 出现惊刺激。另外还有 8 个试次中只呈现惊刺激（pulse alone，PA），不呈现前脉冲刺激。最后 8 个试次只呈现前脉冲刺激，不呈现惊刺激。实验过程中，这 32 个试次随机呈现，试次之间的时间间隔是 15~25 s（平均为 20 s）。

　　在第二个组块中，背景噪声总是左耳领先右耳 3 ms，由于听觉优先效应的存在，被试会感觉背景噪声来自左方。同时，耳机随机播放的前脉冲刺激左耳领先或者右耳领先 3 ms。每种实验条件随机呈现 8 次，一共是 16 个试次。两外还有 8 个试次中只呈现惊刺激（pulse alone，PA），不呈现前脉冲刺激。最后 8 个试次只呈现前脉冲刺激，不呈现惊刺激。在实验过程中，这 32 个试次随机呈现，试次之间的时间间隔是 15~25 s（平均为 20 s）。最终在两个组块的实验试次中，形成了两种实验条件：知觉重合，知觉分离，其中每种实验条件随机呈现 16 次。实验中，两个组块的呈现顺序在被试间平衡。被试的任务是默数听到的右耳或者左耳领先的前脉冲刺激（短时噪声）的数目并最后报告。

（四）数据分析

　　PPI 的值由以下常用的公式算得：

$$\text{PPI}（\%）=\frac{\text{惊刺激单独呈现时的惊反射幅度}-\text{前脉冲刺激早于惊刺激呈现时的惊反射幅度}}{\text{惊刺激单独呈现时的惊反射幅度}}\times100\%$$

　　在实验中，半数前脉冲刺激左耳领先，另外半数前脉冲刺激右耳领先。数据显示这两种前脉冲刺激引起的 PPI 没有显著差异，因此为了简化结果，我们将不同方向领先的前脉冲刺激引起的 PPI 进行了整合。我们对每一个试次的惊反射值进行了检查，去除了自动眨眼等引起的肌电反应。其中，如果某个试次中惊反射引起的肌电最大值小于基线值的 4

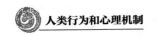

倍，则被认为是无效的试次。

使用 SPSS 15.0 进行方差分析，统计检验显著的标准设为 0.05。

三 实验结果

（一） 行为实验结果

被试的任务是报告听到的右耳或者左耳领先的前脉冲刺激（短时噪声）的数目。在每个测试组块中，一共有 24 个右耳或者左耳领先的前脉冲刺激，38 个被试均报告前脉冲刺激的个数在 24 ± 2 个以内，总体来说，被试在行为任务中都表现得很好，说明被试可以很好地注意前脉冲刺激。

（二） 对单纯惊刺激的惊反射

对于没有前脉冲刺激出现只有惊刺激出现的试次，我们考察了被试的惊反射的值（见表 2 - 1）。

表 2 - 1　正常被试知觉空间分离条件和空间重合条件下惊反射和 PPI 的值

	男性被试	女性被试
惊反射幅度值（μV）	116.39 ± 38.44	122.73 ± 34.28
重合 PPI（%）	24.96 ± 22.66	23.47 ± 20.27
分离 PPI（%）	37.14 ± 18.71	38.11 ± 18.22

统计数据显示，被试的惊反射平均值是 118.57μV，标准差是 36.21μV。最开始出现的两个惊刺激引起的惊反射值和最后两个惊刺激引起的惊反射值差别不明显（$p > 0.05$）。有研究显示惊反射和 PPI 的值存在性别差异，在本实验中我们统计了男性和女性被试的结果，发现男性被试和女性被试的惊反射值没有显著差异（男性惊反射的值为 116.39 ± 38.44，女性惊反射的值为 122.73 ± 34.28，$p > 0.05$）。

（三） 知觉空间分离对 PPI 的调节

为了探讨知觉空间分离对 PPI 的影响（见图 2 - 2 和表 2 - 1），被试内 t 检验显示，知觉空间分离条件下前脉冲刺激引起的 PPI 与知觉空间重合条件下前脉冲刺激引起的 PPI 有显著差异（t_{37} = 5.169，$p <$ 0.01）。知觉空间分离条件下的 PPI 显著高于知觉空间重合条件下的 PPI，说明知觉空间分离可以增强被试对于前脉冲刺激的空间选择性注意，减弱背景噪声的掩蔽和干扰，从而提高 PPI。

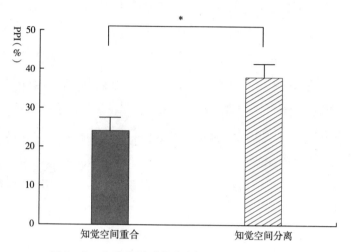

图 2 - 2　分离类型对前脉冲抑制（PPI）的影响

说明：知觉空间重合表示前脉冲刺激和背景噪声处于知觉空间重合条件，知觉空间分离表示前脉冲刺激和背景噪声处于知觉空间分离条件。* 代表 $p < 0.05$。

四　讨论

（一）主要发现

本实验首次将利用听觉优先效应引起的知觉空间分离去掩蔽这一听觉知觉线索引入人类 PPI 的实验中。实验证实当要求被试注意前脉冲刺激时，前脉冲刺激与掩蔽噪声之间的知觉空间分离可以显著增强 PPI，说明知觉空间分离可以增强被试对于目标的空间选择性注意，从而增强 PPI。

（二）知觉空间分离对 PPI 的增强作用

为了更加纯粹地研究注意对 PPI 的调节，本实验首次在人类被试中引入基于听觉优先效应的知觉空间分离去掩蔽线索。在掩蔽背景噪声的基础上知觉目标信号是一个需要选择性注意，尤其是空间选择性注意参

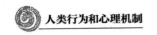

与的知觉过程。人类的研究已经证实，知觉空间分离并没有造成目标信号和掩蔽噪声之间的客观的分离，进而不影响声音信号传入双耳的信噪比，也不影响声像的知觉密度（Freyman et al.，2001；Freyman et al.，1999；Li et al.，2005），但是知觉空间分离会提高言语掩蔽条件下对目标言语的识别正确率（Huang et al.，2008a；Huang et al.，2009a；Huang et al.，2010）。在知觉空间分离条件下，目标信号和背景噪声被知觉来自不同的方向，对目标信号的选择性注意会被易化，而在知觉空间重合条件下，目标信号和背景噪声被知觉来自同一方向，注意目标信号的同时不得不注意掩蔽声音，对目标信号的注意资源会被掩蔽信号争夺。在复杂的听觉场景中，知觉空间分离可以促进对掩蔽刺激的忽视进而让目标信号获得更多的注意资源，也就是说，知觉空间分离可以促进听者将选择性注意放在目标信号上而且忽略干扰刺激，从而促进对于目标信号的识别。在本实验中，前脉冲刺激和掩蔽背景噪声之间的知觉空间分离可以帮助被试更好地注意前脉冲刺激，增加了前脉冲刺激的加工深度和显著性，从而进一步增强PPI。

在动物实验中，恐惧条件化可以增强PPI，可能的原因是被恐惧条件化之后的前脉冲刺激可以吸引大鼠更多的情绪性注意，使得前脉冲刺激具有了重要的生态学意义，可以提高对前脉冲刺激的认知加工和显著性，从而提高PPI（Huang et al.，2007；Li et al.，2008；Zou et al.，2007）。更有意思的现象是，经过恐惧条件化后的前脉冲刺激与背景噪声之间的知觉空间分离可以进一步提高PPI（Du et al.，2009；Du et al.，2010；Du et al.，2011）。在动物实验中，大鼠利用知觉空间分离这一线索是建立在对前脉冲刺激恐惧条件化的基础上的。在本实验中，前脉冲刺激并未经过恐惧条件化，被试的任务是注意前脉冲刺激，并且报告听到的前脉冲刺激个数。当选择性注意被引向前脉冲刺激之后，前脉冲刺激与背景噪声之间的知觉空间分离就可以进一步增强PPI。可见，知觉空间分离对于PPI的增强涉及了更多的注意线索，是一种有效的测量注意对PPI调节的行为范式。而且这种行为范式与动物行为范式类似，通过指导语可以操纵注意指向前脉冲刺激；同时，相对于其他的注意调节 PPI 范式来说，不用人为地延长前脉冲刺激的长度，可以更好地让注意保持在前脉冲刺激上，是一种优良的测量注意对 PPI 调节的行为范式。

（三）惊反射和 PPI 的性别差异

前人的研究发现在被动注意前脉冲刺激的 PPI 行为范式中，男性被试的 PPI 显著高于女性被试的 PPI（Aasen，Kolli，& Kumari，2005；Swerdlow，Hartman，& Auerbach，1997b）。本书对男性和女性被试的惊反射和 PPI 水平做了分析比较，发现性别并不影响知觉空间分离对 PPI 的调节作用，也不影响被试对惊刺激引起的惊反射活动。在其他注意调节 PPI 的行为范式中，也没有发现性别因素的影响（Hazlett et al.，2003；Hazlett et al.，2007）。可能的原因是 PPI 反映了较底层和较早期的信息加工过程，可能受到性别因素和激素分泌的影响，而注意对 PPI 的调节过程涉及高级认知活动的调节，受性别和激素分泌的影响较小，所以在本实验中并没有观察到性别对惊反射和 PPI 的影响。

五　小结

本实验首次将听知觉中的研究热点听觉掩蔽问题和利用听觉优先效应引起的知觉空间分离去掩蔽这一听觉知觉线索引入人类被试对于 PPI 的调节中，建立了一种新的注意调节 PPI 的行为模型。本实验证实当要求被试注意前脉冲刺激时，前脉冲刺激与掩蔽噪声之间的知觉空间分离可以显著增强 PPI。

第二节　知觉空间分离对前脉冲抑制调节的时间特性

一　引言

在上一节的实验中发现，前脉冲刺激和背景噪声之间的知觉空间分离可以增强前脉冲刺激引起的 PPI，知觉空间分离对 PPI 的调节可以作为研究注意对 PPI 调节的行为范式。实验中，前脉冲刺激与惊刺激之间的时间间隔（Interstimulus Interval，ISI）设定为 120 ms。实际上，前脉冲刺激与惊刺激之间的时间间隔对惊反射的幅度有重要影响。当 ISI 为 30～500 ms 时，前脉冲刺激的呈现会抑制随后惊刺激引起的惊反射活动，称前脉冲抑制（PPI）。而当 ISI 大于 500 ms（大部分情况是大于 1000 ms）时，惊刺激引起的惊反射活动会增强，称前脉冲易化（prepulse facilitation，PPF），PPF 被认为部分反映了脑内持续性注意的活动（Aasen et al.，2005；Wynn et al.，2004）。此外，前脉冲刺激与惊刺激之间的时间间隔会对 PPI 造成影响，例如使用被动注意前脉冲刺激的实验范式（如图 2-3 所示），ISI 分别设定为 30、60、120、240 ms，结果发现，ISI 对 PPI 的影响呈倒 U 形，60 ms 和 120 ms 时间间隔条件下的 PPI 值最大，30、240 ms 的 PPI 值较小，且 ISI 对 PPI 的影响在正常人类被试和慢性精神分裂症患者中都存在（Braff et al.，2001b）。

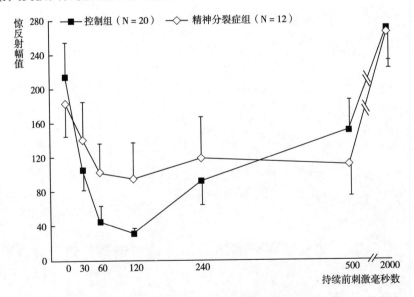

图 2-3　前脉冲刺激与惊刺激之间的时间间隔对前脉冲抑制（PPI）的影响

说明：横坐标代表前脉冲刺激与惊刺激之间的时间间隔，纵坐标代表惊反射的幅度。纵坐标的值越小，表示前脉冲刺激引起的 PPI 越大。选自 Braff et al.，2001b。

在传统的被动注意前脉冲刺激行为范式中，通常选用前脉冲刺激与惊刺激之间的时间间隔为 60 ms 或者 120 ms，因为这两种 ISI 条件下引起的 PPI 最大（Braff et al.，1978；Braff et al.，2001b；Braff，Swerdlow，& Geyer，2014）。在主动注意调节 PPI 的实验范式中，Fillion 等人（1993）发现，当前脉冲刺激与惊刺激时间间隔（ISI）为 120 ms 时，注意比忽略前脉冲刺激引起更强的 PPI（Filion, Dawson, & Schell, 1993）。Dawson 等人将前脉冲刺激和惊刺激之间的时间间隔定为 60、120、240 ms（Dawson et al.，2000），Hazlett 等人将二者之间的时间间隔定为 120、240 ms（Hazlett et al.，2007）。在这两个研究中，正常被试仅在 120 ms ISI 的条件下存在注意增强 PPI 效应，当 ISI 是 60 ms 或者 240 ms 时，注意前脉冲刺激引起的 PPI 增强作用不存在。当被试同时注意前脉冲刺激和惊刺激时，PPI 的增强发生在 ISI 为240 ms 而非 100 ms 的时候（Ashare et al.，2007；Ashare et al.，2010）。这些不一致的研究结果也说明注意等高级认知活动对 PPI 的调节是复杂而多样的，ISI 会影响注意对 PPI 的调节过程。在上一节的实验中，我们选用了一种新的注意调节 PPI 的行为范式：知觉空间分离调节 PPI，因此，在本实验中探讨 ISI 对知觉空间分离调节 PPI 的影响也非常重要。本实验中，我们选取两个最常用的前脉冲刺激结束到惊刺激开始的时间间隔：60 ms 和 120 ms，探讨 ISI 与知觉空间分离对 PPI 的调节作用。

二 实验方法

（一）被试

本实验共有 18 名被试参加（平均年龄 33.72 岁，6 名女性），这些被试也参加了实验 2.1。他们在 1000 Hz 的声音频率上具有正常且平衡的纯音测听阈限（纯音测听阈限不大于 30 dB，双耳阈限差不超过 15 dB SPL）。同时，排除本人或者一级亲属患有精神疾病的被试。本实验所有被试在了解实验目的和程序后都在知情同意书上签字表明他们自愿

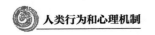

参加实验。实验完成后付给他们适当的报酬。

（二） 实验刺激和设备

本实验刺激和设备与第二章第一节第二部分的实验完全相同。

（三） 实验程序

本实验是一个两因素的实验设计，第一个变量是前脉冲刺激和背景噪声之间的知觉空间关系：前脉冲刺激和背景噪声在知觉上空间重合，或者前脉冲刺激和背景噪声在知觉上空间分离。第二个变量是前脉冲刺激和惊刺激之间的时间间隔（ISI）：惊刺激出现在前脉冲刺激结束之后 60 ms，或者惊刺激出现在前脉冲刺激结束之后 120 ms。这里的 ISI 指的是上一个刺激结束到下一个刺激开始的时间间隔。

实验分为两个组块进行，每个组块包括 32 个试次。在第一个组块中，背景噪声总是右耳领先左耳 3 ms，前脉冲刺激左耳或者右耳领先 3 ms，这样就形成了两种前脉冲刺激和背景噪声的空间关系，两者在知觉上来自同一个方向（知觉重合）或者不同的方向（知觉分离）。前脉冲刺激出现之后 60/120 ms 呈现惊刺激。这样一共形成了四种实验条件：知觉重合/60 ms，知觉分离/60 ms，知觉重合/120 ms，知觉分离/120 ms。每种实验条件随机呈现 4 次，一共是 16 个试次。两外还有 8 个试次中只呈现惊刺激（pulse alone，PA），不呈现前脉冲刺激；8 个试次只呈现前脉冲刺激，不呈现惊刺激。在实验过程中，这 32 个试次随机呈现，试次之间的时间间隔是 15～25 s（平均为 20 s）。被试的任务是默数听到的短时噪声的数目（前脉冲刺激），其中可能会有强的噪声干扰，但与任务无关，不用注意。在第二个组块中，背景噪声总是左耳领先右耳 3 ms，同时，耳机随机播放的前脉冲刺激左耳领先或者右耳领先 3 ms。前脉冲刺激出现之后 60/120 ms 呈现惊刺激。这样一共形成了四种实验条件：知觉重合/60 ms，知觉分离/60 ms，知觉重合/120 ms，知觉分离/120 ms。每种实验条件随机呈现 4 次，一共是 16 个试次。另外还有 8 个试次中只呈现惊刺激（pulse alone，PA），不呈现前脉冲刺激；8

个试次只呈现前脉冲刺激，不呈现惊刺激。实验过程中，这 32 个试次随机呈现，试次之间的时间间隔是 15 ~ 25 s（平均为 20 s）。

最终在两个组块的实验试次中，形成了四种实验条件：知觉重合/60 ms，知觉分离/60 ms，知觉重合/120 ms，知觉分离/120 ms，其中每种实验条件随机呈现 8 次。实验中，两个组块的呈现顺序在被试间平衡。

（四）数据分析

PPI 数据的分析方法同第二章第一节第二部分实验中的数据分析方法。使用 SPSS 15.0 进行方差分析和事后检验，统计检验显著的标准设为 0.05。

三　实验结果

如图 2 - 4 所示，为了探讨知觉空间分离和 ISI 对 PPI 的影响，一个 2（知觉空间关系：知觉空间重合，知觉空间分离）× 2（ISI：60 ms，120 ms）的被试内方差分析显示，知觉空间分离的主效应显著（$F_{(1,17)}$ = 21.65，$p < 0.01$），ISI 的主效应不显著（$F_{(1,17)}$ = 4.08，$p = 0.59$），二者的交互作用也不显著（$p > 0.05$）。进一步的事后分析发现，知觉空间分离条件下的 PPI 显著高于知觉空间重合条件下的 PPI，说明知觉空间分离可以增强被试对于前脉冲刺激的空间选择性注意，减弱背景噪声的掩蔽和干扰，从而提高 PPI。ISI 对 PPI 的调节作用不显著，PPI 的提高在 ISI 是 60 ms 和 120 ms 的时候均出现。

四　讨论

（一）主要发现

本实验进一步验证了上一节的实验结果，当要求被试注意前脉冲刺激时，前脉冲刺激与掩蔽噪声之间的知觉空间分离可以显著增强 PPI，同时不管前脉冲刺激与惊刺激之间的时间间隔是 60 ms 还是 120 ms，这种知觉空间分离对于 PPI 的增强都存在。

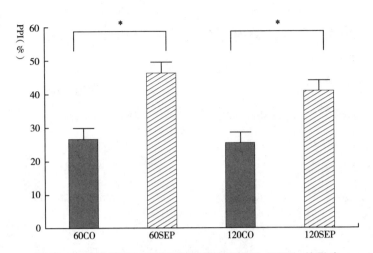

图 2 - 4 分离类型和时间间隔对前脉冲抑制（PPI）的影响

说明：60CO 表示前脉冲刺激和背景噪声处于知觉空间重合条件，并且前脉冲刺激和背景噪声之间的时间间隔是 60 ms；60SEP 表示前脉冲刺激和背景噪声处于知觉空间分离条件，并且前脉冲刺激和背景噪声之间的时间间隔是 60 ms；120CO 表示前脉冲刺激和背景噪声处于知觉空间重合条件，并且前脉冲刺激和背景噪声之间的时间间隔是 120 ms；120SEP 表示前脉冲刺激和背景噪声处于知觉空间分离条件，并且前脉冲刺激和背景噪声之间的时间间隔是 120 ms。* 代表 $p < 0.05$。

（二）知觉空间分离对 PPI 调节的时间特性

在本实验中，前脉冲刺激结束与惊刺激开始之间的时间间隔是 60 ms 或者 120 ms 时，基于听觉优先效应的知觉空间分离都可以显著提高 PPI。知觉空间分离可以使得选择性注意快速转移到目标刺激上。Zhang 等人的研究发现，当掩蔽刺激是语音掩蔽时，知觉空间分离可以使得目标语音的皮层诱发脑电成分 N1 - P2 有明显提高。N1 - P2 成分的潜伏期一般在目标刺激出现之后 100 - 300 ms，所以知觉空间分离诱发的空间选择性注意增强是一个快速的过程（Zhang et al. , 2014）。本实验中前脉冲刺激长度是 150 ms，从惊刺激出现到前脉冲刺激出现的时间间隔是 210 ms 或者 270 ms，这两个时间间隔下被试都可以对前脉冲刺激进行充分的认知加工，所以知觉空间分离都可以通过促进对前脉冲刺激的空间选择性注意而提高 PPI。

在 Dawson 等人主动注意前脉冲刺激的范式中，在只有 120 ms ISI

的情况下，注意前脉冲刺激引起的 PPI 显著高于忽略前脉冲刺激的条件，当时间间隔是 60 ms 或者 240 ms 时，这种注意前脉冲刺激引起的 PPI 增强作用消失（Dawson et al.，1993；Dawson et al.，2000）。作者推论，注意对于 PPI 的增强存在一种"时间锁定"效应，只有在特定时间间隔内，注意前脉冲刺激相对于忽略前脉冲刺激才能进一步增强 PPI。在 Dawson 和 Hazlett 等人的范式中，前脉冲刺激是 5 s 长的纯音，被试的注意力很难如此长时间地集中在前脉冲刺激上，所以只有前脉冲刺激和惊刺激之间的时间间隔合适时（长于 60 ms 而短于 240 ms），被试才能将选择性注意集中到前脉冲刺激上（Dawson et al.，1993；Dawson et al.，2000；Hazlett et al.，2003；Hazlett et al.，2007）。而在本实验中前脉冲刺激是 150 ms 的白噪声，被试的注意力很容易集中在前脉冲刺激上，所以不管 60 ms 或者 120 ms 的 ISI，空间选择性注意都有助于尽快地集中到前脉冲刺激上，从而提高 PPI。

在被动注意前脉冲刺激的 PPI 行为范式中，ISI 对 PPI 有很大影响，30、60、120、240 ms 条件下引起的 PPI 存在差异，但是 60 ms 和 120 ms 的 ISI 都能引起很大的 PPI，存在天花板效应。在本实验中，60 ms 或者 120 ms 的 ISI，被试都有 210、270 ms 的时间利用知觉空间分离线索来更好地加工前脉冲刺激，因此在这个时间窗内，可能存在 PPI 的天花板效应，所以没有观察到 ISI 对 PPI 的影响。

此外，本实验仅验证 60 ms 和 120 ms 两种 ISI 条件对知觉空间分离调节 PPI 的影响，但是对于更短或者更长的 ISI，例如 30 ms 或者 240 ms 的 ISI 是否影响知觉空间分离对 PPI 的调节，我们并不清楚。我们推测，随着前脉冲刺激和惊刺激之间的时间间隔进一步扩大或者缩小，知觉空间分离对 PPI 的调节可能会受到影响。知觉空间分离对 PPI 的调节可能存在一个"时间锁定"窗口（天花板窗口），在这个窗口内（也许为 60～120ms），知觉空间分离会显著增强 PPI，并且 ISI 对 PPI 的影响作用不大（天花板效应）；而在这个时间窗口之外的 ISI 对知觉空间分离调节 PPI 可能存在较大影响，今后的研究也可以更加关注注意对 PPI 调

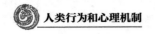

节的时间特性问题。

五　小结

　　本实验在新的知觉空间分离调节 PPI 行为模型基础上，进一步验证了前脉冲刺激与掩蔽噪声之间的知觉空间分离可以显著增强 PPI，同时不管前脉冲刺激与惊刺激之间的时间间隔是 60 ms 还是 120 ms，这种知觉空间分离对于 PPI 的增强都存在。

第三章 知觉空间分离增强前脉冲抑制的皮层加工机制

第一节 引言

近年来的研究表明，在"鸡尾酒会"场景下，听者可以利用各种知觉线索来加强对目标信号的选择性注意以及对掩蔽刺激信号的抑制，以促进对目标信号的加工（综述见 Du et al.，2011b）。已被研究过的与言语识别有关的去掩蔽线索包括听觉启动（auditory priming）线索（Freyman，Balakrishnan，& Helfer，2004；Gao et al.，2014；Helfer & Freyman，2008；Huang et al.，2010；Wu et al.，2012a；Wu et al.，2012b；Yang et al.，2007）、唇读启动（lipreading priming）线索（Wu，Cao，Wu，& Li，2013a；Wu et al.，2013b），以及目标语句与掩蔽刺激之间的知觉空间分离（perceived spatial separation）线索（Freyman et al.，2008；Huang et al.，2009a；Huang et al.，2009b；Li et al.，2005；Rakerd，Aaronson，& Hartmann，2006）。利用这些知觉线索来对目标信号进行去掩蔽的过程包含着多种心理加工过程的组合，其核心过程是通过对某个知觉线索的加工而带动了对目标信号的选择性注意，进而强化对该目标信号的中枢表达和各种特征的知觉捆绑，同时也抑制掩蔽信号的表达（徐李娟、黄莹、吴玺宏、吴艳红、李量，2009）。其中，目标

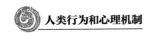

语句与掩蔽刺激之间的知觉空间分离就是非常重要的一种线索。

在正常人类被试中，利用前脉冲刺激和背景噪声之间的知觉空间分离去掩蔽线索可以增强 PPI，但是知觉空间分离增强 PPI 的脑和神经机制还不清楚。近年来发展起来的非侵入性研究手段，如事件相关电位（event‑related potentials）、功能性磁共振成像（functional magnetic resonance imaging，fMRI）技术等都可以帮助我们在人类被试中研究知觉空间分离增强 PPI 的神经生理机制。功能性磁共振成像技术有一个弊端——在实验操作过程中会产生强的干扰噪声，而事件相关电位由于其高的时间分辨率和敏感的脑电反应在听觉研究中得到了广泛应用。本实验也使用听觉事件相关电位技术来探索知觉空间分离增强 PPI 的神经机制。

研究知觉空间分离增强 PPI 的神经相关物首先要选取合适的目标刺激。进行脑电实验的目标刺激选择基于以下几个方面：①能够诱发显著的脑电成分，峰值相对较大，即便在噪声掩蔽的条件下也可以诱发明显的电位；②波形简单，容易辨认，避免同一成分存在两个或者多个峰波；③最好在前人的实验结果中得到验证。N1‑P2 复合波是一组具有代表性的听觉皮层诱发电位（cortical auditory‑evoked potentials，CAEPs），可以被简单听觉刺激诱发。该复合波很稳定，甚至当目标声音被噪声或者言语掩蔽时仍然可以被诱发（Billings, Bennett, Molis, & Leek, 2011; Billings, McMillan, Penman, & Gille, 2013; Billings, Tremblay, Souza, & Binns, 2007; Huang et al., 2009a; Huang, Kong, Fan, Wu, & Li, 2008b; Huang et al., 2009b; Zhang et al., 2014）。Huang 等人的研究发现，声音相关性变化的宽带噪声或者不同频段的窄带噪声可以引起稳定并且明显的 N1‑P2 成分（Huang et al., 2008b; Huang et al., 2009b）。Billings 等人的研究发现，被试选择性注意指向听觉刺激时，目标刺激诱发的 N1 成分显著大于选择性注意指向无关刺激（Billings et al., 2011）。Zhang 等人的研究进一步发现（如图 3‑1 所示），单个元音/bi/在掩蔽刺激的条件下可以引起稳定的 N1‑P2 波形（Zhang et al., 2014），并且在主动注意条件下，知觉空间分离会引起目标刺激诱发电位的增强。在本实验中，将选取行为实验中的前脉冲刺激作为目标刺激，考察知觉空间分离增强 PPI 的神经生理机制。

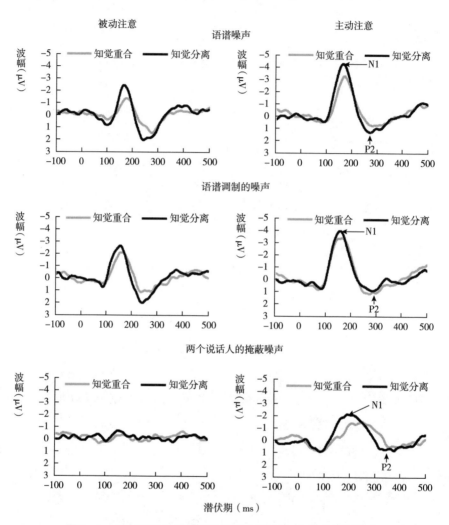

图 3 - 1　目标声音/bi/在不同掩蔽声音下 Cz 电极的平均波形

说明：黑线代表知觉空间分离条件，灰线代表知觉空间重合条件。选自 Zhang et al., 2014。

在 Zhang 等人的研究中（图 3 - 1），主动注意条件下知觉空间分离可以增强对目标声音的皮层诱发电位反应，但是目前还不清楚知觉空间分离增强 PPI 的神经机制。本研究拟通过两个实验来考察知觉空间分离增强 PPI 的神经机制，在实验一中测量被试知觉空间分离对 PPI 的调

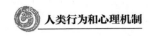

节，使用的行为测量方法与第二章类似；在实验二中，为了引起知觉空间分离的效果，我们在目标刺激呈现的时候也会呈现背景噪声（这里使用的背景噪声是和行为实验完全一样的宽带白噪声），分为目标声音和背景噪声领先声处于同一方位（知觉空间重合）和目标声音和背景噪声领先声处于不同方位（知觉空间分离）两种条件，通过 ERPs 的方法考察知觉空间分离对目标声音的皮层诱发脑电成分的调节。最后计算实验一 PPI 的值和实验二 ERP 各成分之间的相关关系，考察知觉空间分离去掩蔽的神经相关物，以及知觉空间分离增强 PPI 的神经生理机制。

第二节　实验方法

一　知觉空间分离调节 PPI 实验

（一）被试

20 名来自北京大学及周边大学听力正常的年轻大学生（19～30 岁，平均年龄 22.7 岁，12 名女性，8 名男性）参与了本章的两个实验。所有被试都经过纯音听力测试，两耳听力在所测频率范围 0.125～4 kHz 上的阈值均不高于 20 dB SPL（ANSI‑S3.6，2004），且每个频率上的双耳差异不超过 15 dB SPL。所有被试均签署了知情同意书，并有一定报酬。

（二）实验刺激和设备

实验刺激和设备与实验 2.1.2.2 相同。

（三）实验程序

实验程序与实验 2.1.2.3 类似。简单来说，本实验变量是前脉冲刺激和背景噪声之间的知觉空间关系。实验分为两个组块进行，每个组块包括 32 个试次。第一个组块中，背景噪声总是右耳领先左耳 3 ms，前脉冲刺激左耳或者右耳领先 3 ms，每种实验条件随机呈现 8 次，一共是 16 个试次。前脉冲刺激结束之后的 120 ms 出现惊刺激。另外还有 8 个试次中只呈现惊刺激（pulse alone，PA），不呈现前脉冲刺激；8 个试次只呈现前脉冲刺激，不呈现惊刺激。在实验过程中，这 32 个试次随机呈现，试次之间的时间间隔是 15 ~ 25 s（平均为 20 s）。在第二个组块中，背景噪声总是左耳领先右耳 3 ms，前脉冲刺激左耳领先或者右耳领先 3 ms，每种实验条件随机呈现 8 次，一共是 16 个试次。另外还有 8 个试次中只呈现惊刺激（pulse alone，PA），不呈现前脉冲刺激；8 个试次只呈现前脉冲刺激，不呈现惊刺激。两个组块的呈现顺序在被试间平衡。被试的任务是默数听到的右耳或者左耳领先的前脉冲刺激（短时噪声）的数目并最后报告。

（四）数据分析

PPI 的计算方法同第二章第一节第二部分实验中的计算方法。我们对每一个试次的惊反射值进行了检查，去除了自动眨眼等引起的肌电反应。其中，如果某个试次中惊反射引起的肌电最大值小于基线值的 4 倍，则被认为是无效的试次。使用 SPSS 15.0 进行方差分析和事后检验，统计检验显著的标准设为 0.05。

二　知觉空间分离去掩蔽的神经相关物实验

（一）被试

本实验中的被试与本节第一部分实验中的被试完全相同，共有 20 名。

（二）实验刺激和设备

实验在隔音室（EMI Shielded Audiometric Examination Acoustic Suite）内进行。高斯白噪声是 MATLAB 函数库中的"randn()"生成，采样率是 16 kHz。生成后的高斯噪声通过 256 阶、截止频率为 10 kHz 的低通数字滤波器得到实验中用到的宽带噪声。声音通过声卡（Creative SB Audigy 2 ZS）输入两个气导耳机（ER - 3，Etymotic Research，Elk Grove Village，IL）播放给被试。

目标刺激和背景噪声均为宽带白噪声，目标刺激的时长为 150 ms，声强是 65 dB SPL，背景噪声长度是 2000 ms，声强是 60 dB SPL。声强均通过声压计校准（Larson Davis Audiometer Calibration and Electroacoustic Testing System，AUDit and System 824，Larson Davis，Depew，NY）。实验

时，右耳的背景噪声总是领先左耳噪声播放。视觉刺激由被试正前方的联想 14 英寸显示屏呈现。

（三）实验程序

实验采用单因素被试内（知觉空间分离类型：知觉空间重合、知觉空间分离）实验设计，共有 2 个条件。在第一个条件中，背景噪声总是右耳领先左耳 3 ms，由于听觉优先效应的存在，被试会感觉背景噪声来自右方。目标刺激也是右耳领先左耳 3 ms，被试感觉目标刺激来自右方，这样背景噪声和目标刺激在知觉上来自同一个方向（知觉重合）。在第二个条件中，背景噪声总是右耳领先左耳 3 ms，同时目标刺激是左耳领先右耳 3 ms，被试感觉目标刺激来自左方，这样背景噪声和目标刺激在知觉上来自不同方向（知觉分离）。

每种条件包括 150 个试次刺激。每个试次的时长是 2000 ms，以背景噪声开始（如图 3 - 2 所示）。在 80% 的试次中，开始播放声音后的 800 ~ 1000ms 内随机时间点呈现目标刺激（前脉冲刺激）；在另外 20% 的试次中，声音开始后的时间内不呈现目标刺激。被试的任务是注视正前方屏幕上的 "＋"，并注意听声音刺激，在没有听到目标刺激的试次结束后做出按键反应（听到目标刺激的试次不做反应）。在一个试次结束之后的 1000 ms 后呈现下一个试次。在每种实验条件下，120 个试次呈现掩蔽噪声和目标刺激，30 个试次只呈现掩蔽噪声，不呈现目标刺激。两种条件的呈现顺序在被试中保持平衡。

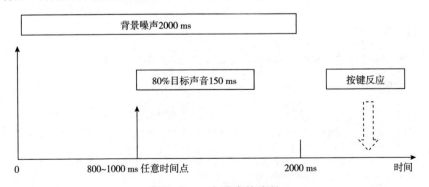

图 3 - 2 一个试次的流程

（四）EEG 数据记录与分析

实验采用 NeuroScan 公司（Compumedics Limited，Victoria，Australia）生产的 64 导脑电记录系统，EEG 数据通过 NeuroScan 系统的放大器放大，并使用 NeuroScan Acquire 4.3 软件进行记录。脑电信号的采样率为 1000 Hz，采样频率为 0.05 ~ 40 Hz，以便减少肌电和皮层活动引起的干扰。参考电极的位置在鼻尖。在脑电记录之前，记录电极和参考电极的电阻要低于 4.3 kΩ。水平眼电的记录电极分别位于双眼外眼角的外侧，垂直眼电的记录电极分别位于左眼正上方和正下方。离线（offline）滤波频率采用 30 Hz 的低通滤波，数据分析选取目标刺激出现之前的 100 ms 到目标刺激后的 500 ms，并将刺激前的 100 ms 设为基线。手动去除眨眼反射，并将超过 ±100 μV 的电位作为伪迹去除。

根据实验假设，对目标刺激诱发的 N1、P2 成分进行分析。在确定峰值和潜伏期时，采用自动提取以及人工核对的方法，即先找到 20 名被试在每个条件下的总平均波形的峰值，而后提取该峰值 ±40 ms 的范围，在此范围内提取每一名被试的峰值和潜伏期；然后进行人工核对，检查是否有不在该范围内的波峰，并做相应的修改。人工核对时参考 Huang 等人和 Zhang 等人对于目标声音所诱发的 N1、P2 波形及脑区分布的描述（Huang et al.，2008b；Huang et al.，2009b；Zhang et al.，2014）。

第三节　实验结果

一　知觉空间分离对 PPI 的调节作用

被试的任务是报告听到的右耳或者左耳领先的前脉冲刺激（短时噪声）的数目。20 个被试报告的前脉冲刺激来自左方条件下的正确率是 97.8%，报告的前脉冲刺激来自右方条件下的正确率是 98.9%，我们认为，报告误差在 2 个以内都说明被试很好地注意了前脉冲刺激。因此行为数据可以说明，被试可以将注意力放在前脉冲刺激上。

PPI 结果显示（见图 3 – 3），知觉空间分离条件下的 PPI 高于知觉空间重合条件下的 PPI（$t_{(19)}$ = 5.39，$p < 0.05$），所得结果与实验 2.1 是一致的。从图 3 – 3 中可以看出，知觉空间分离条件下的 PPI 显著高于知觉空间重合条件下的 PPI，说明知觉空间分离可以增强被试对前脉冲刺激的空间选择性注意，从而提高 PPI。

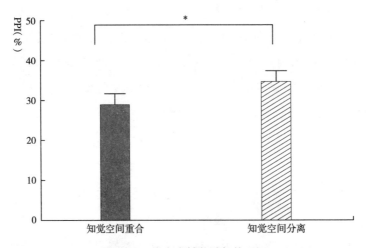

图 3 – 3　前脉冲刺激引起的 PPI

说明：灰色柱：知觉空间重合条件。斜纹柱：知觉空间分离条件。＊代表 $p < 0.05$，配对 t 检验。

二　知觉空间分离对目标刺激的皮层诱发电位的调节作用

图 3 – 4 显示了 8 个目标电极记录到的 20 个被试的目标刺激（前脉冲刺激）诱发的 ERPs 波形图，斜纹柱表示知觉分离条件，黑线表示知觉重合条件。从图 3 – 4 中可以看出，额顶处的电极记录到的 N1 – P2 复波很明显且较为稳定，且 N1 – P2 复波没有明显的偏侧化趋势。

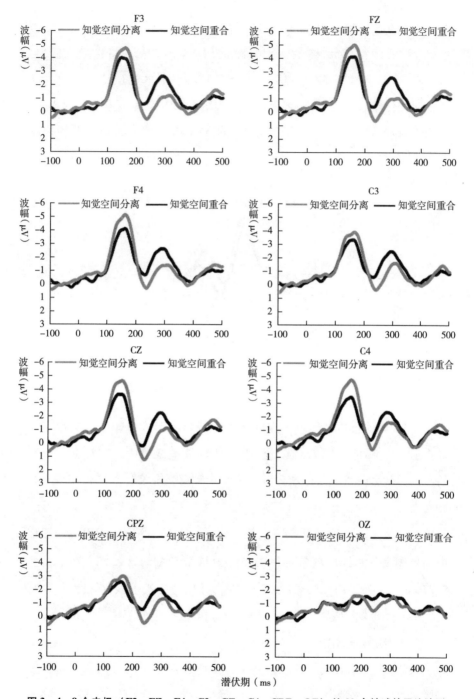

图 3-4　8 个电极（F3、FZ、F4、C3、CZ、C4、CPZ、OZ）处 20 个被试的平均波形

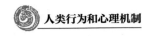

为了直观地与 Billings 和 Zhang 等人的研究结果进行比较，本实验沿用他们选取的 CZ 电极作为 N1、P2 峰值和潜伏期的分析指标。图 3 - 5 显示了两种条件下 CZ 电极处记录到的目标刺激的皮层诱发电位。从图 3 - 5 中可以看出，目标刺激与掩蔽刺激在知觉空间分离条件的 N1 - P2 波形明显大于知觉空间重合条件下的 N1 - P2 波形。此外，两种条件下的 N1 - P2 潜伏期没有显著差异。

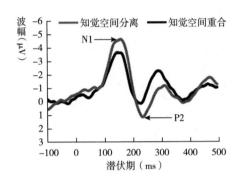

图 3 - 5 CZ 电极处目标刺激诱发的平均波形

图 3 - 6 的直方图显示了空间分离类型与波形成分峰值的关系。可以看出，N1 峰值，P2 峰值以及 N1 - P2 峰峰值成分中，知觉空间分离条件目标刺激诱发的波形成分都明显高于知觉空间重合条件。知觉空间分离类型（重合、分离）×波形成分（N1，P2，N1 - P2）被试内方差分析结果显示，二者交互作用显著（$F_{(2, 38)} = 13.68$，$p < 0.01$），知觉空间分离类型和波形成分各自的主效应也是显著的（分别为 $F_{(1, 19)} = 5.77$，$p < 0.05$，$F_{(2, 38)} = 226.86$，$p < 0.01$）。在接下来的统计分析中，我们将分别考察知觉空间分离在不同的脑电成分上的表现。

（1）N1 峰值比较

图 3 - 6 左图反映了知觉空间重合条件和知觉空间分离条件下目标刺激（150 ms 宽带噪声）诱发的 N1 峰值。对目标刺激诱发的 N1 峰值做配对 t 检验，结果发现知觉空间重合条件与知觉空间分离条件目标刺

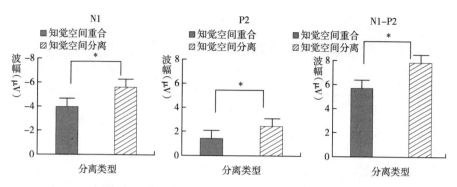

图 3 - 6　CZ 电极处 N1、P2、N1 - P2 峰峰值比较

激诱发的 N1 峰值之间有显著差异（$t_{(19)}$ = 2.30，$p < 0.05$）。

（2）N1 潜伏期比较

图 3 - 7 左图反映了知觉空间重合条件和知觉空间分离条件下目标刺激诱发的 N1 潜伏期。对目标刺激诱发的 N1 潜伏期做配对 t 检验，结果发现知觉空间重合条件与知觉空间分离条件下目标刺激诱发的 N1 潜伏期没有显著差异（$t_{(19)}$ = 0.85，$p > 0.05$）。

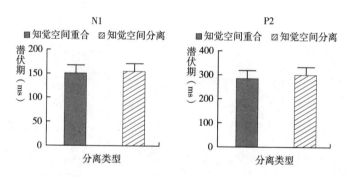

图 3 - 7　CZ 电极处 N1、P2 潜伏期比较

（3）P2 峰值比较

图 3 - 6 中图反映了知觉空间重合条件和知觉空间分离条件下目标刺激 150 ms 宽带噪声诱发的 P2 峰值。对目标刺激诱发的 P2 峰值做配对 t 检验，结果发现知觉空间重合条件与知觉空间分离条件下目标刺激诱发的 P2 峰值之间有显著差异（$t_{(19)}$ = 2.40，$p < 0.05$）。

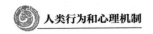

（4）P2 潜伏期比较

图 3 - 7 右图反映了知觉空间重合条件和知觉空间分离条件下目标刺激 150 ms 宽带噪声诱发的 P2 潜伏期。对目标刺激诱发的 P2 潜伏期做配对 t 检验，结果发现知觉空间重合条件与知觉空间分离条件下目标刺激诱发的 P2 潜伏期没有显著差异（$t_{(19)}$ = 0.77，$p >$ 0.05）。

（5）N1 - P2 峰峰值比较

两种实验条件配对 t 检验的结果发现，知觉空间重合条件与知觉空间分离条件目标刺激引起的 N1 - P2 峰峰值之间有显著差异（$t_{(19)}$ = 4.56，$p < 0.01$），结果如图 3 - 6 右图所示。

三　知觉空间分离对目标刺激皮层诱发电位的调节与对 PPI 调节的关系

从上面实验的结果可以看出，知觉空间分离对目标刺激的皮层诱发电位存在调节作用，知觉空间分离条件下的 N1 峰值、P2 峰值、N1 - P2峰峰值显著高于知觉空间重合条件。同样，知觉空间分离也可以调节 PPI，知觉空间分离条件下前脉冲刺激引起的 PPI 显著高于知觉空间重合条件下的 PPI。本实验进一步分析知觉空间分离对目标刺激的皮层诱发电位不同成分的调节作用与知觉空间分离对 PPI 调节作用的相关关系。根据 PPI 的三个条件来分别进行相关分析：①知觉空间重合条件下的 PPI；②知觉空间分离条件下的 PPI；③知觉空间分离与知觉空间重合条件下的差值 PPI。以下是具体分析。

（1）知觉空间重合条件下的 PPI

前脉冲刺激与背景噪声知觉空间重合条件下目标刺激引起的 PPI，与目标声音的皮层诱发电位相关分析显示，仅知觉空间重合条件下的 N1 - P2 峰峰值与 P2 峰值存在显著的相关关系（$r = 0.55$，$p < 0.05$）、N1 峰值与 P2 峰值之间存在显著的相关关系（$r = 0.61$，$p < 0.01$），其余各条件之间不存在显著的相关关系（$p > 0.05$）。

（2）知觉空间分离条件下的 PPI

前脉冲刺激与背景噪声知觉空间分离条件下目标刺激引起的 PPI，与目标声音的皮层诱发电位相关分析显示，仅知觉空间分离条件下的 N1 - P2 峰峰值与 P2 峰值存在显著的相关关系（$r = 0.75$，$p < 0.01$），其余各条件之间不存在显著的相关关系（$p > 0.05$）。

（3）知觉空间分离与知觉空间重合条件下的差值 PPI

对知觉空间分离相对于知觉空间重合条件下目标刺激引起的 PPI 增量，与知觉空间分离相对于知觉空间条件目标声音的皮层诱发电位增量进行的相关分析显示，PPI 增量与皮层诱发电位的 N1 峰值差值存在显著的正相关（$r = 0.449$，$p < 0.05$）。PPI 增量与皮层诱发电位的 P2 峰值差值没有显著相关关系（$r = 0.303$，$p = 0.19$），PPI 增量与皮层诱发电位的 N1 - P2 峰峰值差值也没有显著相关关系（$r = 0.224$，$p = 0.34$）。PPI 差值与目标声音引起的其他波形成分（两种条件下的 N1 峰值、P2 峰值和 N1 - P2 峰峰值）之间相关关系均不显著。图 3 - 8 显示了知觉分离相对于知觉空间重合目标声音引起的 N1 峰值差值与知觉空间分离引起的 PPI 差值之间的正相关。

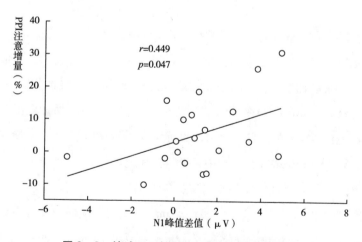

图 3 - 8 被试 N1 峰值差值与 PPI 差值正相关

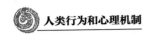

第四节　讨论

本实验的结果进一步证实，知觉空间分离可以增强 PPI，这与本书第二章的实验结果一致。同时，本实验发现知觉空间分离相对于知觉空间重合条件，目标刺激的皮层诱发电位也得到增强。更重要的是，知觉空间分离引起的目标声音皮层诱发电位 N1 成分增强与知觉空间分离引起的 PPI 增强呈显著的正相关，说明知觉空间分离对 PPI 的增强是基于皮层对前脉冲刺激中枢表达增强的。

一　知觉空间分离去掩蔽的神经生理机制

基于听觉优先效应的知觉空间分离去掩蔽可以增强对目标刺激的选择性注意，同时抑制对掩蔽刺激的信息加工。在目标言语识别任务中，知觉空间分离可以提高对目标言语的识别正确率（Wu et al.，2005）。本实验在神经生理层面发现，知觉空间分离条件相对于知觉空间重合条件，目标刺激（即前脉冲刺激）诱发的 N1、P2、N1 - P2 成分峰值都有显著提高，这与前人的实验结果是一致的（Huang et al.，2008b；Huang et al.，2009b；Zhang et al.，2014）。Zhang 等人的研究发现，注意具有去掩蔽作用，可以提高目标刺激的皮层诱发电位，同时，知觉空间分离也具有去掩蔽作用，可以进一步提高目标刺激的皮层诱发电位成分（Zhang et al.，2014）。在 Zhang 等人的研究中，使用的目标刺激是单音节/bi/，在本实验中，我们使用的目标刺激是 PPI 实验中所使用的前脉冲刺激，即 150 ms 的宽带白噪声，结果发现知觉空间分离具有去掩蔽作用，可以提高对目标刺激的皮层诱发电位反应。

N1 成分的潜伏期一般为 100~200ms，P2 的潜伏期一般为 200~300 ms，均是较为早期的脑电成分。在 Zhang 等人的研究中，使用的目标刺激是单音节/bi/，在 Huang 等人的实验中，使用的目标刺激是相关性从 1 变为 0 又变为 1 的不相关片段（不相关片段可以是宽带噪声，也可以

是某一频率的窄带噪声），同样可以诱发明显的 N1 - P2 复合脑电波
（Huang et al., 2008b；Huang et al., 2009b）。本实验中，所使用的目标
刺激是短时白噪声。可以看出，短时的声音，包括宽带噪声、单音节、
相关性变化的宽带噪声、相关性变化的窄带噪声等都可以有明显的皮层诱
发脑电 N1 - P2 成分。因此，本实验中选择的目标刺激是合适的刺激，可
以通过诱发的皮层脑电 N1 - P2 成分反映对目标声音的中枢加工。

　　同时，N1 - P2 脑电成分也受到多种因素的调节（Phillips, Langley,
Bradshaw, & Szabadi, 2000；Tremblay, Kraus, McGee, Ponton, & Otis,
2001）。在 Zhang 等人的研究中，注意和知觉空间分离都可以影响 N1 -
P2 波形，在 Huang 等人的研究中，目标声音的频率、老龄化等因素也
可以调节 N1 - P2 成分。所以目标声音诱发的皮层脑电成分 N1 - P2 也
是反应调节因素的一个敏感指标。在 Zhang 等人的研究中，知觉空间分
离可以增强目标声音的皮层诱发电位 N1 - P2 成分，说明知觉空间分离
作为增强空间选择性注意的线索，可以增强皮层对于目标声音的加工深
度（Zhang et al., 2014）。在本实验中，目标刺激（前脉冲刺激）的皮
层诱发电位同样受到知觉空间分离的调节。知觉空间分离条件相对于知
觉空间重合条件，目标刺激的皮层诱发电位 N1 成分、P2 成分、N1 -
P2 峰峰值都有显著提高，这些成分的增强也反映了知觉空间分离对目
标声音中枢表达的增强。同时，N1 成分和 P2 成分的潜伏期不受知觉空
间分离的影响，说明知觉空间分离对目标刺激的加工速度没有太大影
响，而主要影响对目标刺激的加工深度。

二　知觉空间分离调节 PPI 的神经生理机制

　　目前，对于惊反射和 PPI 的研究发展出了不同的层次（Du et al.,
2011；Lei et al., 2014）。惊反射是人和动物所共有的一种反射活动，
反映了个体对于强刺激的快速反应，涉及的神经环路也是最简单、最
基础的环路（Hoffman & Ison, 1980）。对了避免惊刺激对正在进行的
重要认知/行为活动的干扰，惊反射的前脉冲抑制可以保护对前脉冲

刺激的加工，这是信息加工的更高一级层次，涉及的主要神经环路位于脑干附近（Yeomans et al.，2002）。同时，PPI 的神经环路与皮层和前脑结构有广泛的神经连接，行为实验中也发现 PPI 受到广泛的注意调节（Li et al.，2009）。更进一步的行为实验发现，基于空间的注意可以调节 PPI，反映在知觉空间分离能易化个体对于目标刺激的空间选择性注意，从而进一步提高 PPI（Du et al.，2009；Du et al.，2010；Du et al.，2011）。

一般认为，PPI 的值反映了前脉冲刺激的显著性和个体对于前脉冲刺激的加工深度（Carlson & Willott，1996；Franklin，Moretti，& Blumenthal，2007；Ison，Bowen，Pak，& Gutierrez，1997；Röskam & Koch，2006）。知觉空间分离可以提高 PPI，说明知觉空间分离条件下对于前脉冲刺激的加工更加深入。但是，到目前为止，还没有实验数据直接证实知觉空间分离对前脉冲刺激加工深度的影响与 PPI 的关系。本实验使用脑电技术，找到了知觉空间分离去掩蔽的神经生理相关物：目标刺激的皮层诱发电位 N1 – P2 成分，并且发现皮层诱发脑电 N1 峰值、P2 峰值、N1 – P2 峰峰值受到知觉空间分离的调节作用。对于同一组被试，我们测量了前脉冲刺激引起的 PPI，知觉空间分离相对于知觉空间重合条件下目标刺激引起的 PPI 增加量可以反映知觉空间分离对 PPI 的增强作用。目标声音在知觉空间分离条件相对于知觉空间重合条件下的皮层诱发脑电 N1 峰值、P2 峰值、N1 – P2 峰峰值差值也反映了知觉空间分离对前脉冲刺激中枢表达的增强。PPI 的差值与脑电 N1 成分峰值差值存在显著的正相关，也就是说，知觉空间分离对 N1 成分增强作用越大，知觉空间分离对 PPI 的提高也就越大。前脉冲刺激诱发的脑电成分 N1 在一定程度上反映了知觉空间分离对 PPI 调节的神经生理基础。所以，我们认为，知觉空间分离增强前脉冲刺激引起的 PPI，可能的机制是知觉空间分离增强了对于前脉冲刺激的空间选择性注意，进而强化了对于前脉冲刺激的早期中枢表达，体现在对脑电成分 N1 的增强作用，最终提高了 PPI。

知觉空间分离对 PPI 的增强与空间选择性注意有关。Billings 等人的研究发现，主动注意条件下 N1 峰值显著大于被动注意条件下，说明注意的引入可以增强对目标言语信号的早期皮层表达（Billings et al.，2011；Billings et al.，2013）。在本实验中，知觉空间分离条件下的 N1 峰值显著大于知觉空间重合条件下，说明知觉空间分离的引入可以增强对目标信号的空间选择性注意，进而加强对目标刺激的早期皮层表达，且这种早期皮层表达的增强可以预测知觉空间分离对 PPI 调节作用的大小。

知觉空间分离是在嘈杂混响环境中增强目标言语识别的一种重要线索。在"鸡尾酒会"场景下，听者可以利用各种知觉线索来加强对目标信号的选择性注意以及对掩蔽刺激信号的抑制，以此来促进对目标信号的加工（综述见 Du et al.，2011b），其中包括目标语句与掩蔽刺激之间的知觉空间分离线索（Li et al.，2004；Rakerd et al.，2006；Freymanet al.，2008；Huang et al.，2009a，b）。利用这些知觉线索来对目标信号进行去掩蔽的过程包含着多种心理加工过程的组合，其核心过程可能是通过对某个知觉线索的加工而带动了对目标信号的选择性注意，进而强化了对该目标信号的中枢表达和各种特征的知觉捆绑，同时也抑制掩蔽信号的表达。本实验也从另外一个角度提供了证据，证实知觉空间分离促进目标言语识别的机制可能是其增强了对目标声音的中枢信号表达。

第五节　小结

本实验发现，知觉空间分离可以增强 PPI，同时知觉空间分离也可以增强对目标刺激的早期皮层表达，并且皮层诱发电位 N1 成分的增强与 PPI 的增强正相关。我们认为，知觉空间分离可以增强前脉冲刺激引起的 PPI，可能的机制是知觉空间分离促进了对前脉冲刺激的空间选择性注意，进而强化了对于前脉冲刺激的早期中枢表达，最终增强了 PPI。

第四章 慢性精神分裂症患者知觉空间分离对前脉冲抑制的调节

第一节 引言

精神分裂症是一种严重的精神疾病，患者有重要的认知、情感、意志等方面的缺陷（Brody，2014），其显著特征之一是早期信息加工能力方面的缺陷（Geyer et al.，2001；Gilmour et al.，2013；Rajji & Mulsant，2008；Snitz et al.，2006），这一缺陷可以通过感觉门控系统来进行测量（Marder et al.，2014）。精神分裂症的感觉门控理论认为，正常人类被试可以利用感觉门控机制，抑制无关感觉信息的输入，避免大脑的认知加工过程受到感觉信息超载的影响，而精神分裂症患者由于感觉门控的缺损，大量无关信息涌入大脑，结果患者出现信息加工的异常，从而引起精神分裂症的各种临床症状（Light et al.，2003），因此感觉门控缺失也被认为是精神分裂症的病理机制之一。PPI是感觉门控的一种操作性测量模型，指惊刺激出现之前的弱感觉刺激（前脉冲刺激）对随后出现的惊刺激引起的惊反射的抑制（Hoffman et al.，1980；Li et al.，2009）。

以往的研究显示，精神分裂症患者存在PPI的缺失（Braff et al.，1978；Braff，1993；Braff et al.，2001b；Light & Braff，2003；Light & Swerdlow，2014；Light et al.，2012）。1978年Braff等人首次发现精神分裂

症患者的 PPI 显著低于正常对照（Braff et al.，1978），这一结果在后面的实验中得到多次验证（Braff et al.，2001b；Light & Braff，2003；Light & Swerdlow，2014；Light et al.，2012；Swerdlow et al.，2014）。对精神分裂症相关人群的研究既包括已经确诊的精神分裂症患者（首发和慢性患者），也包括分裂型人格障碍患者和精神分裂症患者的一级亲属（Cadenhead et al.，2000；Kumari et al.，2005；Kumari et al.，2007）。前人的研究表明，PPI 在精神分裂症患者中有明显的缺失，而抗精神病药物在缓解临床症状的同时也减少 PPI 的缺失（Geyer et al.，2001）。动物实验研究也证实，药物性调节或损毁与精神分裂症有关的某些脑区以及引入早期不良刺激都可以造成大鼠 PPI 的缺失（Li et al.，2009；Li et al.，2008）。

　　尽管 PPI 的主要神经环路位于脑干水平，但有越来越多的动物和人类实验发现注意可以调节 PPI（Du et al.，2009；Du et al.，2010；Du et al.，2011；Li et al.，2009）。在动物实验中，对前脉冲刺激的恐惧条件化可以提高 PPI，而且条件化的前脉冲刺激与背景噪声之间的知觉空间分离可以进一步提高 PPI，早期社会隔离的大鼠（一种模拟精神分裂症的动物模型）恐惧条件化和知觉空间分离对 PPI 的增强作用都存在缺失（Du et al.，2009；Du et al.，2010；Du et al.，2011）。在人类实验中，PPI 主要有两种研究范式：被动注意前脉冲刺激范式（经典范式）和主动注意前脉冲刺激范式。在被动注意前脉冲刺激的范式中，精神分裂症患者 PPI 显著小于正常对照，但是 PPI 水平与患者的症状严重程度关系不大（Swerdlow et al.，2006）。在主动注意前脉冲刺激的范式中，被试注意一种前脉冲刺激而忽略另外一种前脉冲刺激，精神分裂症患者注意前脉冲刺激时引起的 PPI 与正常对照有显著差异，而忽略前脉冲刺激时引起的 PPI 与正常对照没有显著差异（Hazlett et al.，2007）。更重要的是，注意对 PPI 的调节缺失与患者的一些特异性症状（如幻觉、猜疑、思维紊乱等）的严重程度有更为显著的相关（Hazlett et al.，2007）。不过，对于精神分裂症患者来说，PPI 注意调节异常究竟是由于对前脉冲刺激加工的异常引起的，还是由于注意缺陷引起的，或者是二者的交互

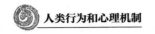

作用，还没有一个定论。

第二章所介绍的注意调节 PPI 行为范式表明，知觉空间分离去掩蔽线索可以增强被试对前脉冲刺激的选择性注意，强化对目标刺激的中枢表达，从而提高 PPI。这种新的注意调节 PPI 范式不受前脉冲刺激与惊刺激之间时间间隔（60 ms 和 120 ms）的影响。在本实验中将这种新的范式应用到慢性精神分裂症患者中，考察患者与年龄、性别、受教育程度等匹配的正常对照相比，利用知觉空间分离线索调节 PPI 的情况，以及知觉空间分离对 PPI 的调节与患者临床症状之间的关系。另外，前脉冲刺激与惊刺激之间的时间间隔可能也会影响患者知觉空间分离对 PPI 的调节，Hazlett 等人的研究发现只有在 ISI 为 120 ms 时，患者注意对 PPI 的调节才存在缺失，所以在本章实验中选取了两种前脉冲刺激与惊刺激的时间间隔：60 ms 和 120 ms。最后，本实验想考察知觉空间分离对 PPI 调节的新范式成为精神分裂症新的内表型指标的可能性。

第二节　实验方法

一　被试

本实验共有 28 名慢性精神分裂症患者参加，所有患者来自北京安定医院，其中包括男性 17 名，女性 11 名，平均年龄 35.6 ± 9.82 岁。对被试的临床诊断基于 DSM - IV 临床结构访谈和诊断标准（SCID - DSM - IV；First et al, 1996）。本实验所有患者在接受测试期间均在接受抗精神病药物治疗，这些患者的氯丙嗪等效转换剂量是每天 400.35 ± 284.54 毫克（Buchanan et al., 2010；Lehman et al., 2004；Leucht et al.,2014；Patel, Arista, Taylor, & Barnes, 2013）。其中被试的排除标准为：听力受损、过去 3 个月内接受了无抽搐痉挛治疗、盐酸苯海索每日的剂量超过 6 毫克、年龄小于 18 岁或大于 60 岁。所有患者在测试期间处于临床稳定状态。

健康对照个体来自北京大学家属区和安定医院附近的社区，共有
30 名，其中男性被试 17 名，女性被试 13 名，平均年龄 35.1 ± 8.52 岁。
采用电话访谈初筛和 SCID – DSM – IV 筛查标准来确定入组被试，所有
的健康个体均不存在 DSM – IV 轴诊断中的精神疾病及病史。正常对照
组与患者组在人口学相应特征上匹配。所有的被试均为右利手，在
1000 Hz 频段上具有正常听力（听力阈限小于 40 dB）。所有被试均签署
书面知情同意书，实验研究程序得到首都医科大学附属北京安定医院的
独立伦理委员会（IEC，Independent Ethics Committee）的认可。

二　实验刺激和设备

本部分实验在一个隔音室（EMI Shielded Audiometric Examination
Acoustic Suite）中进行。所使用的测量惊反射的设备和刺激与实验
2.1.2.2 类似。简单来说，高斯白噪声是 MATLAB 函数库中的"randn
()"生成，采样率是 16 kHz。惊刺激使用 40 ms，104 dB SPL 的白噪
声，前脉冲刺激使用 150 ms，65 dB SPL 的白噪声，背景噪声是 60 dB
SPL 的白噪声。所有声音由声压计（AUDit and System 824，Larson
Davis，USA）校正后，经笔记本电脑声卡（VT1705 Audio Codec，5.1
Channel HD Audio）传入耳机（HD 600，SENNHEISER，Germany）。被
试的惊反射通过电极记录右侧眼轮匝肌的肌电活动（EMG）获得。

三　实验程序

实验前一天，被试接受了阳性症状与阴性症状列表（PANSS）测量
(Si，2004)，以评估患者的精神病学症状。量表包含 4 个分量表：① P
量表（阳性症状量表），包含 P1（妄想）、P2（思维联想障碍）、P3
（幻觉）、P4（兴奋）、P5（夸大）、P6（偏执/被害）、P7（敌对性）；
② N 量表（阴性症状量表），包含 N1（情感平淡）、N2（情绪退缩）、
N3（情感交流障碍）、N4（主动/被动的社会退缩）、N5（抽象思维障
碍）、N6（交谈缺乏自发性和流畅性）、N7（刻板思维）；③ G 量表

（一般精神症状量表），包含 G1（疑病）、G2（焦虑）、G3（罪恶感）、G4（紧张）、G5（装相/作态）、G6（抑郁）、G7（行动迟缓）、G8（不合作）、G9（异常思维内容）、G10（定向障碍）、G11（注意障碍）、G12（自知力缺乏）、G13（意志障碍）、G14（冲动控制障碍）、G15（先占观念）、G16（主动社交回避）；④ S 量表（攻击危险性补充项目），包含 S1（易激惹）、S2（延迟满足困难）、S3（情绪不稳定）。此量表具有较好的信度和效度，在国际国内广泛使用。

第二天进行 PPI 测试。本实验是一个 2 × 2 的设计，第一个变量是前脉冲刺激和背景噪声之间的知觉空间关系：前脉冲刺激和背景噪声在知觉上空间重合，或者前脉冲刺激和背景噪声在知觉上空间分离。第二个变量是前脉冲刺激和惊刺激之间的时间间隔：惊刺激出现在前脉冲刺激结束之后 60 ms，或者惊刺激出现在前脉冲刺激结束之后 120 ms。具体的实验程序与实验 2.2.2.3 相似。简单来说，实验分为两个组块进行。第一个组块中，背景噪声总是右耳领先左耳 3 ms，由于听觉优先效应的存在，被试会感觉背景噪声来自右方。前脉冲刺激是左耳或者右耳领先 3 ms，被试感觉前脉冲刺激来自左方或者右方，这样就形成了两种前脉冲刺激和背景噪声的空间关系，两者在知觉上来自同一个方向（知觉重合）或者不同的方向（知觉分离）。前脉冲刺激出现之后 60/120 ms 呈现惊刺激。这样一共形成了四种实验条件：知觉重合 60，知觉分离 60，知觉重合 120，知觉分离 120。每种实验条件随机呈现 4 次，一共是 16 个试次。还有 8 个试次中只呈现惊刺激（pulse alone，PA），不呈现前脉冲刺激。另外 8 个试次只呈现左或者右领先的前脉冲刺激，不呈现惊刺激。在实验过程中，这 32 个试次随机呈现，试次之间的时间间隔是 15 ~ 25 s（平均为 20 s）。被试的任务是默数听到的前脉冲刺激的数目。其中可能有一个噪声干扰，但与任务无关，可以忽略。在第二个组块中，背景噪声总是左耳领先右耳 3 ms，由于听觉优先效应的存在，被试会感觉背景噪声来自左方。前脉冲刺激是左耳或者右耳领先 3 ms，被试感觉前脉冲刺激来自左方或者右方。其他条件设置与第一个组块完全相同。实验中，两个组块的呈现顺序在被试间平衡。被试的任务是默数听到的右耳或者左耳领先的前脉冲刺激（短时噪声）的数目并最后报告。

四　数据分析

数据分析程序与实验 2. 1. 2. 4 类似。我们对每一个试次的惊反射值进行了检查，去除了自动眨眼等引起的肌电反应。其中，如果某个试次中惊反射引起的肌电最大值小于基线值的 4 倍，则被认为是无效的试次。使用 SPSS15. 0 进行方差分析和事后检验，统计检验显著的标准设为 0. 05。

第三节　实验结果

一　患者和对照组的一般人口学特征和临床测评结果

表 4 - 1　慢性精神分裂症患者和正常对照的一般情况和临床特征

特征	慢性精神分裂症患者（n = 28）	健康对照（n = 30）
年龄（岁）	35. 64（9. 82）	35. 13（8. 52）
男性所占百分比	60. 71	56. 67
教育程度（年）	11. 14（3. 21）	11. 17（3. 91）
平均病程（年）	15. 16（9. 23）	NA
PANSS	75. 64（18. 89）	NA
阳性症状量表	16. 46（5. 69）	NA
阴性症状量表	21. 78（8. 33）	NA
一般精神症状量表	37. 39（8. 79）	NA
抗精神病药物治疗		
典型抗精神病药	1	
非典型抗精神病药	25	
二者皆有 *	2	
诊断分型		
偏执型	5	
非偏执型	23	
幻听		
P3 ≥ 4	4	

表 4 – 1 展示了患者和对照组的一般人口学特征、临床 PANSS 量表总分和各分量表分数、临床症状分组标准等。从表中结果可以看出，慢性患者和对照组在年龄、性别、教育程度等人口学特征上是匹配的。患者平均病程为 15.16 年，PANSS 量表总得分为 75.64，其中 25 人服用非典型抗精神病药，1 人服用典型抗精神病药，2 人服用非典型和典型抗精神病药，服药药物的氯丙嗪转化剂量均值为 400.35 mg。28 名患者中被诊断为偏执型的患者 5 人，非偏执型患者 23 人，另外，28 名患者中具有幻听症状的患者有 4 人。

二 患者和对照组的行为实验结果

被试的任务是报告听到的右耳或者左耳领先的前脉冲刺激（短时噪声）的数目。在每个测试组块中，一共有 24 个右耳或者左耳领先的前脉冲刺激，大部分被试（58 名被试中的 53 名）报告的前脉冲刺激个数误差在 ±2 个以内。统计结果显示，正常对照和慢性精神分裂症患者在对前脉冲刺激的行为报告结果没有显著差异（$p > 0.05$）。总体来说，大部分被试在行为任务中都表现得很好，说明被试可以很好地注意前脉冲刺激。

三 患者和对照组对单纯惊刺激的惊反射

对于没有前脉冲刺激出现，只有惊刺激出现的试次，可以考察被试的惊反射的值（见表 4 – 2）。统计数据显示，正常对照的惊反射肌电反应平均测量值是 82.11μV，标准差是 54.19μV，慢性精神分裂症患者惊反射平均值是 102.56μV，标准差是 79.43μV，两组被试惊反射值差别不显著（$p > 0.05$）。

表 4 – 2　正常被试和慢性精神分裂症患者惊反射和 PPI 的值

	正常被试	慢性精神分裂症患者	p 值
惊反射幅度值（μV）	82.11 ± 54.19	102.56 ± 79.43	$p = 0.254$
重合 60 PPI（%）	27.12 ± 23.91	19.01 ± 26.52	$p = 0.226$

续表

	正常被试	慢性精神分裂症患者	p 值
分离 60 PPI（%）	43.31 ± 18.13	14.21 ± 27.32	$p < 0.01$ **
重合 120 PPI（%）	22.45 ± 24.81	12.19 ± 23.01	$p = 0.109$
分离 120 PPI（%）	42.04 ± 17.51	13.60 ± 27.36	$p < 0.01$ **

四　患者和对照组 PPI 的值

为了探讨两组被试 PPI 值的差异以及知觉空间分离对 PPI 的调节（见表 4-2 和图 4-1），一个 2（被试组：患者，正常对照）×2（知觉空间关系：知觉空间重合，知觉空间分离）× 2（前脉冲刺激与惊刺激之间的时间间隔：60 ms，120 ms）的混合方差分析显示，被试组间的主效应显著（$F_{(1,56)} = 11.52$，$p < 0.01$），知觉空间关系的主效应显著（$F_{(1,56)} = 18.22$，$p < 0.01$），前脉冲刺激与惊刺激的时间间隔主效应显著（$F_{(1,56)} = 5.91$，$p < 0.05$），分离类型和被试组的交互作用显著（$F_{(1,56)} = 26.65$，$p < 0.01$），其余交互作用均不显著（$p > 0.05$）。

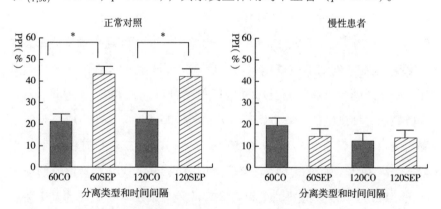

图 4-1　正常对照和慢性精神分裂症患者分离类型和时间间隔对 PPI 的影响

说明：60CO 表示前脉冲刺激和背景噪声处于知觉空间重合条件，并且前脉冲刺激和背景噪声之间的时间间隔是 60 ms；60SEP 表示前脉冲刺激和背景噪声处于知觉空间分离条件，并且前脉冲刺激和背景噪声之间的时间间隔是 60 ms；120CO 表示前脉冲刺激和背景噪声处于知觉空间重合条件，并且前脉冲刺激和背景噪声之间的时间间隔是 120 ms；120SEP 表示前脉冲刺激和背景噪声处于知觉空间分离条件，并且前脉冲刺激和背景噪声之间的时间间隔是 120 ms。*代表 $p < 0.05$。

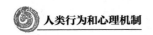
进一步的单独 2（知觉空间关系：知觉空间重合，知觉空间分离）×2（前脉冲刺激与惊刺激之间的时间间隔：60 ms，120 ms）被试内方差分析显示，对于正常对照来说，知觉空间关系的主效应显著（$F_{(1,29)} = 37.61$，$p < 0.01$），时间间隔的主效应不显著（$F_{(1,29)} = 2.28$，$p = 0.14$），知觉空间分离和时间间隔的交互作用不显著（$F_{(1,29)} = 0.73$，$p = 0.40$）。事后检验发现，知觉空间分离条件下的 PPI 显著高于知觉空间重合条件下的 PPI（$p < 0.05$），说明知觉空间分离可以增强被试对于前脉冲刺激的空间选择性注意，减弱背景噪声的掩蔽和干扰，从而进一步提高 PPI，而且这种对于 PPI 的提高在前脉冲刺激与惊刺激之间的时间间隔是 60 ms 和 120 ms 的时候均出现。

对于慢性精神分裂症患者来说，知觉空间分离条件下的 PPI 与知觉空间重合条件下的 PPI 没有显著差异（$p > 0.05$），而且不同前脉冲刺激与惊刺激之间的时间间隔下 PPI 没有显著差异（$p > 0.05$），二者交互作用也不显著（$p > 0.05$）。

知觉空间分离对 PPI 的调节可以通过 PPI 注意增量（attentional gain）反映（图 4-2）。在 60 ms ISI 条件下的 PPI 注意增量计算公式为 $PPI_{60gain} = PPI_{60SEP} - PPI_{60CO}$，120 ms ISI 条件下的 PPI 注意增量计算公式为 $PPI_{120gain} = PPI_{120SEP} - PPI_{120CO}$。一个 2（被试组）×2（前脉冲刺激与惊刺激之间的时间间隔引起的 PPI 增量：PPI_{60gain}，$PPI_{120gain}$）混合方差分析显示，被试组的主效应显著（$F_{(1,56)} = 26.65$，$p < 0.01$），时间间隔的主效应不显著（$F_{(1,56)} = 2.55$，$p = 0.12$），二者交互作用不显著（$F_{(1,56)} = 0.22$，$p = 0.64$）。事后分析表明 ISI 对 PPI 注意增量的影响不大，PPI 注意增量的被试组间有显著的差异，正常对照组的 PPI 注意增量显著大于患者组（$p < 0.05$）。

五　精神分裂症患者惊反射、PPI、注意增强 PPI 效应和临床特征、人口学特征之间的关系

为了探讨惊反射、PPI 的值、注意增强 PPI 效应（PPI 注意增量）

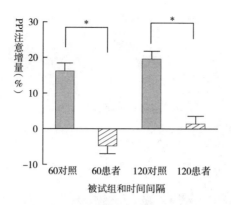

图 4 - 2　正常对照和慢性精神分裂症患者 PPI 注意增量

说明：60 表示前脉冲刺激和背景噪声之间的时间间隔是 60 ms；120 表示前脉冲刺激和背景噪声之间的时间间隔是 120 ms。* 代表 $p < 0.05$

与患者临床症状和人口学特征之间的关系，我们将患者的 PANSS 得分按照传统的 P（阳性症状）量表、N（阴性症状）量表、G（一般精神症状）量表分别与惊反射、PPI 的值和 PPI 注意增量做相关分析，患者的人口学特征也分别与惊反射、PPI 的值和 PPI 注意增量做相关分析。

（一）惊反射、PPI、PPI 注意增量和临床特征的关系

图 4 - 3 表示患者惊反射的值、PPI（空间分离 60，空间重合 60，空间分离 120，空间重合 120）、PPI 注意增量与患者的 PANSS 分量表得分和总得分的相关分析。相关分析显示，在 60 ms 条件下注意引起的 PPI 增量与阳性症状得分之间呈负相关（$r = -0.388$，$p < 0.05$），而其余临床症状与惊反射、PPI 和 PPI 注意增量的相关关系不显著。接下来会对 PPI 和 PPI 注意增量的相关分析结果做进一步描述。

（二）惊反射、PPI 的值、PPI 注意增量和一般人口学特征的关系

图 4 - 4 表示患者惊反射的值、PPI（空间分离 60，空间重合 60，空间分离 120，空间重合 120）、PPI 注意增量与患者的一般人口学特征的关系的相关分析。结果发现，空间重合 60 ms ISI 条件下的 PPI 值与年龄存在显著负相关（$r = -0.388$，$p < 0.05$），空间重合 120 ms ISI 和空间分离 120 ms ISI 条件下的 PPI 值与用药剂量存在显著正相关（$r = 0.374$，$r = 0.407$，$p < 0.05$）。其余人口学特征与惊反射、

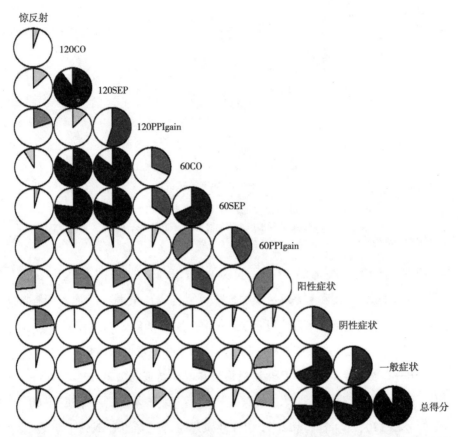

图 4 - 3　慢性精神分裂症患者惊反射、PPI、PPI 注意增量和临床特征之间的相关分析

　　说明：饼状图代表横轴标题和纵轴标题的相关性，阴影面积越大，相关性越高。顺时针方向阴影代表横轴和纵轴的变量正相关，逆时针方向阴影代表横轴和纵轴的变量负相关。Startle 表示惊反射的值；120CO 表示前脉冲刺激和背景噪声处于知觉空间重合条件，并且前脉冲刺激和背景噪声之间的时间间隔是 120 ms；120SEP 表示前脉冲刺激和背景噪声处于知觉空间分离条件；120PPI gain 表示前脉冲刺激和背景噪声之间的时间间隔是 120 ms 时的知觉空间分离引起的PPI 增量；60CO 表示前脉冲刺激和背景噪声处于知觉空间重合条件，并且前脉冲刺激和背景噪声之间的时间间隔是 60 ms；60SEP 表示前脉冲刺激和背景噪声处于知觉空间分离条件；60PPI gain 表示前脉冲刺激和背景噪声之间的时间间隔是 60 ms 时的知觉空间分离引起的 PPI 增量。

PPI 和 PPI 注意增量相关关系不显著。接下来会对 PPI 和 PPI 注意增量的相关分析结果做进一步描述。

（三）PPI 的基线值与临床症状和人口学特征之间的关系

（1）相关分析

观察四种条件下患者 PPI 的值（空间分离 60，空间重合 60，空间

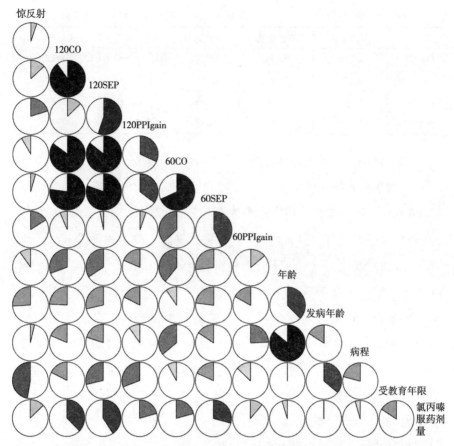

图 4 - 4 慢性精神分裂症患者惊反射、PPI、PPI 注意增量和人口学特征之间的相关分析
　　说明：顺时针方向阴影代表横轴和纵轴的变量正相关，逆时针方向阴影代表横轴和纵轴的变量负相关。

分离 120，空间重合 120）与患者的 PANSS 分量表得分和人口学特征的相关分析结果发现（表 4 - 3），空间重合 60 ms ISI 条件下的 PPI 值与年龄存在显著负相关（$r = - 0.388$，校正后 $p < 0.05$），空间重合 120 ms ISI 和空间分离 120 ms ISI 条件下的 PPI 值与用药剂量存在显著正相关（$r = 0.374$，$r = 0.407$，校正后 $p < 0.05$）。未发现其他 PPI 的值与其他症状维度（PANSS 量表各个条目）和人口学变量之间的相关关系。结果表明，PPI 的值与临床症状的严重程度不存在相关关系，仅与年龄和用药剂量存在一定的关系。

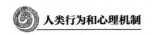

表 4 - 3　慢性精神分裂症患者 PPI 值和临床症状的皮尔逊相关性系数表

	阳性症状	阴性症状	一般症状	年龄	用药剂量
CO 120	0.260	0.135	0.261	-0.304	0.374 *
SEP 120	0.178	0.025	0.188	-0.339	0.407 *
CO 60	0.309	0.188	0.320	-0.388 *	0.208
SEP 60	0.002	-0.096	0.181	-0.269	0.291

（2）精神症状严重程度对患者 PPI 的影响

为考察患者疾病严重程度与知觉空间分离对 PPI 的影响，我们按照 PANSS 分数的高低，将患者分为两组：PANSS 总分大于等于 75 分为精神症状较严重的患者（PANSS 在患者样本人群中的平均分数约为 75 分），PANSS 总分小于 75 分为精神症状次严重的患者。一个 2（症状严重程度：症状严重者，症状次严重者）× 2（知觉空间关系：知觉空间重合，知觉空间分离）× 2（前脉冲刺激与惊刺激之间的时间间隔：60 ms，120 ms）的混合方差分析显示：症状严重程度，知觉空间关系和时间间隔的主效应都不显著，交互作用也不显著。实验结果表明，在不同的知觉空间关系下，症状严重程度对患者 PPI 的值没有显著影响。

（3）疾病分型对患者 PPI 的影响

不同类型的精神分裂症具有某些不同的症状表现，为考察精神分裂症分型对患者 PPI 的影响，我们按照 DSM - IV 诊断标准将患者分为偏执型分裂症组和非偏执型分裂症组。一个 2（分型：偏执型精神分裂症，非偏执型分裂症）× 2（知觉空间关系：知觉空间重合，知觉空间分离）× 2（前脉冲刺激与惊刺激之间的时间间隔：60 ms，120 ms）的混合方差分析显示：疾病分型，知觉空间关系和时间间隔的主效应都不显著，交互作用也不显著。实验结果表明，在不同的知觉空间关系下，精神疾病分型对患者 PPI 的值没有显著影响。

（四）PPI 的注意增强效应与临床症状和人口学特征之间的关系

PPI 注意增强效应也可以称 PPI 注意增量，即知觉空间分离条件下的 PPI 与知觉空间重合条件下的 PPI 差值。PPI 注意增量与患者的 PANSS 分量表得分和人口学特征的相关分析结果显示，PPI 注意增量与年龄、病程、用药剂量等相关不显著，与 PANSS 阳性症状量表得分存在相关关系（见表 4-4）。有研究表明，PPI 注意增量可能与妄想、幻觉等阳性症状相关，因此表 4-4 也将 P1 和 P3 条目的相关分析结果列出。相关分析结果发现，60 ms 时间间隔条件下的 PPI 注意增量与阳性症状总得分（$P_{阳性} = P_1 + P_2 + P_3 + P_4 + P_5 + P_6 + P_7$）成显著的负相关（$r = -0.381$，校正后 $p < 0.05$），未发现 PPI 注意增量与其他症状维度（PANSS 量表各个条目）和变量之间的相关关系。

表 4-4　慢性精神分裂症患者 PPI 注意增量和临床症状的皮尔逊相关性系数

	阳性症状	阴性症状	一般症状	P1 妄想	P3 幻觉
SEP - CO 120	-0.092	-0.200	-0.072	0.287	0.061
SEP - CO 60	-0.381 *	-0.356	-0.165	0.030	-0.264

从图 4-5 可以看出，慢性精神分裂症患者在 60 ms ISI 条件下，知觉空间分离引起的 PPI 增量越小，患者的阳性得分越高（$r = -0.381$，校正后 $p < 0.05$）。

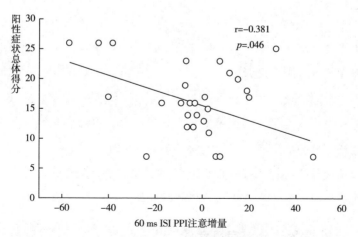

图 4-5　慢性精神分裂症患者 PPI 注意增量与阳性症状总得分负相关
说明：60 ms ISI 表示前脉冲刺激和背景噪声之间的时间间隔是 60 ms。

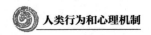

（五）幻听和妄想对精神分裂症患者 PPI 及 PPI 注意增强效应的影响

幻听是精神分裂症最严重的症状之一，有研究发现幻听会影响被试的 PPI 水平（Kumari et al.，2005），因此本实验考察幻听对患者 PPI 及 PPI 注意增强效应的影响。本次入组的 28 名被试（见表 4 - 1），有 4 名被试在 P3 量表得分大于 4，其余 24 名被试在 P3 量表上的得分小于 4，由于幻听被试过少，因此本章没有进行方差分析，而是直接在相关分析部分进行了相关分析。结果显示，幻听与精神分裂症患者的 PPI 值和 PPI 注意增强效应都没有显著相关。

妄想也是精神分裂症最核心和严重的症状之一，妄想可能会影响个体的早期信息加工，因此我们也考察了妄想量表得分与 PPI 值和 PPI 注意增量的关系。相关分析发现，妄想与精神分裂症患者的 PPI 值和 PPI 注意增强效应都没有显著相关。这也说明，在本实验中，幻听和妄想并不影响患者的 PPI 和 PPI 注意增强效应。

第四节　讨论

一　主要发现

本实验首次将注意调节 PPI 的新范式——知觉空间分离调节 PPI 应用在慢性精神分裂症患者中，研究发现，正常被试知觉空间分离条件下的 PPI 大于知觉空间重合条件下的 PPI，再次证实知觉空间分离对 PPI 的调节作用，这与第二章和第三章的结果一致；更为重要的是，实验发现慢性精神分裂症患者存在知觉空间分离对 PPI 调节的缺失，并且知觉空间分离（ISI = 60 ms）对 PPI 调节的缺失与患者的阳性症状存在显著负相关，患者的 PPI 基线水平与精神症状严重程度无关。

二　慢性精神分裂症患者的 PPI

PPI 最初被认为是一种"自动化"的感觉运动门控测量方法，反映了早期的信息加工过程（Braff et al., 1978; Braff & Light, 2004）。当 PPI 存在异常时，认知和行为也必然发生改变。本实验发现慢性精神分裂症患者存在 PPI 的缺失，尤其在空间分离条件下的 PPI 值显著低于正常对照，这一结果与前人的实验结果相一致（Ashare et al., 2010; Braff et al., 1978; Hammer, Oranje, Fagerlund, Bro, & Glenthøj, 2011; Kohl et al., 2013; Light & Swerdlow, 2014）。在本实验中，基线 PPI 的效应尺度（effect size）在中等范围内，与经典 PPI 范式（被动注意前脉冲刺激）类似。不过，尽管精神分裂症患者 PPI 存在缺失，但是其也不能作为检测精神分裂症的一种特异性生物标记物，原因如下。

一是患者的 PPI 水平与精神病症的严重程度缺乏必要的关系。尽管有些实验发现精神分裂症患者的 PPI 与思维异常有一定的关系，不过大部分实验并没有发现二者之间的关系（Swerdlow et al., 2006）。在本实验中，相关分析结果显示四种条件下的 PPI（空间重合/ISI = 60 ms，空间分离/ISI = 60 ms，空间重合/ISI = 120 ms，空间分离/ISI = 120 ms）与慢性精神分裂症患者的症状严重程度（PANSS 量表得分）没有相关关系。所以患者的基线 PPI 水平并不能代表精神症状的严重程度。

二是 PPI 缺失并不是精神分裂症独有的症状。Tourette 综合征（Tourette Syndrome, TS）合并注意缺陷多动障碍（attention deficit hyperactivity disorder, ADHD）的患者（Swerdlow et al., 1994; Swerdlow, 2012）、强迫症患者（obsessive compulsive disorder, OCD）（Ahmari, Risbrough, Geyer, & Simpson, 2012; de Leeuw et al., 2010; Hoenig, Hochrein, Quednow, Maier, & Wagner, 2005; Swerdlow et al., 1997a）、躁狂期的双相情感障碍患者（bipolar disorder, BD）（Barrett et al., 2005; Giakoumaki et al., 2007; Gogos et al., 2009; Rich, Vinton, Grillon, Bhangoo, & Leibenluft, 2005）都表现出 PPI 的缺失，所以 PPI 的缺失并不能作为精神分裂症鉴别诊断的辅助工具。基线 PPI 仅反映了对惊反射的抑制，由于涉及的脑结构和功能较为简单，所以造成 PPI 缺乏特异性。在临床上一般利用各个精神疾病的核心症状来进行鉴别诊

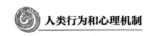

断。如果我们通过解析精神疾病的临床特征，引入不同高级认知过程来调节 PPI，可以提高 PPI 对精神疾病测查的特异性。因此，可以根据精神分裂症的核心症状，通过改善 PPI 范式来实现针对精神分裂症的特异性测查。精神分裂症患者的核心疾病表现之一是注意缺陷，因此在 PPI 测量中引入注意调节可以提高 PPI 范式的疾病特异性，进而为以后的临床应用提供参考（Ashare et al.，2007；Kohl et al.，2013）。

另外，Tourette 综合征合并 ADHD 的患者可以引入运动因素对 PPI 的调节，来提高对这些病患的特异性测查。OCD 伴有抽动障碍患者的 PPI 测查也可以引入注意、冲动性等认知成分，而针对双相情感障碍、抑郁症此类以情感或心境改变为主要特征的精神障碍，引入恐惧条件化等情绪因素对 PPI 的调节，或许能提高此类疾病 PPI 测试的特异性。

三 慢性精神分裂症患者的 PPI 注意增强效应

本实验发现，正常人类被试可以利用基于听觉优先效应的知觉空间分离线索，使得前脉冲刺激在知觉空间分离的条件下获得更多的空间选择性注意，从而提高 PPI。但是这种 PPI 注意增强效应在慢性精神分裂症患者中存在缺损，并且患者 PPI 注意增强效应的缺失与阳性症状严重程度呈显著负相关，也就是说，患者利用空间分离增强 PPI 的能力越弱，阳性症状也就越明显。

在 PPI 中引入注意调节是增强 PPI 测查特异性的方法之一（Dawson et al.，1993；Filion，Dawson，& Schell，1993；Hazlett et al.，2003；Hazlett et al.，2007）。在动物实验中，恐惧条件化以及知觉空间分离可以通过增强选择性注意来提高 PPI（Du et al.，2010；Du et al.，2011）。早期社会隔离大鼠作为一种模拟精神分裂症的动物模型，恐惧条件化和知觉空间分离对 PPI 的调节都存在缺失（Du et al.，2010）。在人类被试中，Dawson 等人的研究发现在精神分裂症患者中，受到注意的前脉冲刺激引发的 PPI 缺失与精神分裂症患者的阳性症状和思维混乱有正相关（Dawson et al.，2000）。Hazlett 等人发现精神分裂症患者以及精神分裂型人格障碍的人群表现出明显的 PPI 缺失，并且对 PPI 注意调节的缺失而非 PPI 基线的缺失与精神分裂症患者的疾病严重程度更加相关（Hazlett et al.，2007）。在本实验中，患者知觉空间分离增强 PPI 的作用存在缺失，并且 PPI 注意增强效应的缺失与阳性症状严重程度呈显著负相关，患者利用空间分离增强 PPI 的能力越弱，阳性症状也就越明显。

同时，新的注意调节 PPI 范式也提高了针对精神分裂症患者的测量效应尺度。传统的 PPI 测查效应尺度为 0.5~0.8，属于中等效应大小的指标（Light et al.，2012），而我们新的 PPI 范式效应尺度大于 1.2，属于高等效应大小的范围。因此我们认为新的注意增强 PPI 范式有其独特的优越性，可以成为精神分裂症诊断和治疗的生物标记物和内表型指标。

慢性精神分裂症患者 PPI 注意增强效应的缺失可能是三方面原因造成的。①患者的 PPI 本身存在缺失，这在很多前人的实验和本文的实验中都得到了证实（Swerdlow et al.，2014）。在本实验中，正常被试的 PPI 水平显著高于慢性精神分裂症患者，这种 PPI 缺失可能是引起患者 PPI 注意增强效应缺失的原因之一。②患者注意机制障碍。注意缺损是精神分裂症的核心症状之一，注意缺损可能引起患者思维障碍、信息加工异常等，并且研究发现精神分裂症患者空间选择性注意也存在缺失（Lei et al.，2014），这种缺失也可能引起患者 PPI 注意增强效应的缺失。③患者注意对 PPI 调节的缺失。PPI 作为较早期较底层的信息加工过程，受到高级认知过程的调节。注意对 PPI 的调节也反映了脑内信息加工机制之间的交互作用。本实验的结果显示，患者的 PPI 水平与疾病症状严重程度无关，而对 PPI 的注意增强与疾病症状严重程度相关，因此注意与 PPI 交互作用异常可能是引起患者 PPI 注意增强缺失的最主要原因。

四　精神分裂症可能的新的内表型指标

随着近年来精神疾病研究的发展，寻找精神疾病的生物标记物（biomarker）是神经科学家和精神病学家的共同目标（Allen et al.，2009；Snitz et al.，2006）。目前精神分裂症的诊断和治疗更多地依赖临床医生的经验，缺乏客观的生物学指标，而生物学家发现精神分裂症的潜在基因在个体间存在过多差异。造成这种现象的原因之一是精神分裂症本身存在不同的疾病亚型，因此目前世界上对精神分裂症的研究集中在发现其内表型指标（endophenotype）上。尽管研究结果比较一致地发现精神分裂症患者存在 PPI 的缺失，不过 PPI 缺失在多种精神疾病中都存在，例如 Tourette 综合征、强迫症和双相情感障碍等（Kohl et al.，2013）。这些患者的 PPI 都存在不同程度的缺失，临床症状也有部分相似。这也意味着目前 PPI 测试在上述每一种精神疾病中的表现不具有临床特异性。可能的原因是 PPI 经典范式仅考察了惊反射及对惊反射的抑制，涉及的脑结构和功能较为简单，所以造成 PPI 缺乏特异性。

精神分裂症患者较为独特的核心症状是注意缺损，这种缺损在强迫症、双相情感障碍等精神疾病中表现并不明显。因此，引入注意对 PPI 的调节，可能在精神分裂症诊断和识别中发挥特异性的作用。本实验中建立的注意调节 PPI 范式，效应尺度在高等效应大小的范围，优于传统的 PPI 范式，说明本实验建立的知觉空间分离调节 PPI 范式可能成为精神分裂症新的内表型指标和生物标记物。此外，本实验室也将知觉空间分离调节 PPI 范式应用到了重度抑郁症患者中，结果发现抑郁症患者不存在知觉空间分离对 PPI 调节的明显缺失，抑郁症患者的 PPI 注意增量介于正常被试和慢性精神分裂症患者之间，说明知觉空间分离调节 PPI 范式对精神分裂症患者具有一定的特异性。将来的研究可以进一步考察其他精神疾病患者（如强迫症、双相情感障碍等）在知觉空间分离调节 PPI 中的表现。

最后，单纯靠注意调节 PPI 范式来作为精神分裂症的诊断和治疗指标是不够的，应该建立一套特异性的精神分裂症神经生物学测查指标，包括 ERPs 测查（P50、MMN、P300 等）、PPI 测查以及其他认知行为测查，这些总的内表型指标测查对理解精神分裂症的病因、病程发展、病情转归、病理机制等都有极大帮助。

五　ISI 对患者知觉空间分离调节 PPI 的影响

本实验发现，ISI 不影响正常对照被试中知觉空间分离对 PPI 的调节作用，而且 ISI 也不影响慢性患者知觉空间分离对 PPI 调节的缺失。相关分析发现，仅在 60 ms ISI 条件下，知觉空间分离引起的 PPI 增量与患者阳性症状得分负相关；而在 120 ms ISI 条件下，知觉空间分离引起的 PPI 增量与患者症状得分不存在相关关系。可能的原因是较短的 ISI（60 ms）更加直接地反映了对前脉冲刺激的早期信息加工，这种早期信息加工的缺陷是导致患者出现阳性症状的主要原因。Dawson 等人提出，注意对 PPI 的增强存在一种"时间锁定"效应，只有在特定时间间隔内，注意前脉冲刺激相对于忽略前脉冲刺激能进一步增强 PPI（Dawson et al.，2000）。在本实验中，60 ms 和 120 ms 可能都在正常被试的"时间锁定"的范围内，但是慢性患者的时间窗可能更短，仅 60 ms ISI 条件下的 PPI 注意增强效应与患者的精神症状相关，而非 120 ms ISI 的条件下。

第五节　小结

本实验在前文建立的 PPI 注意调节范式的基础上发现：①慢性精神分裂症患者存在 PPI 的缺失；②患者存在注意对 PPI 调节的缺失；③更为重要的是，本实验发现患者注意对 PPI 调节的缺失与精神疾病的症状严重程度相关，并且注意对 PPI 的调节可能成为新的精神分裂症内表型指标。

第五章 实验大鼠知觉空间分离调节前脉冲抑制的空间特异性

第一节 引言

惊反射的前脉冲抑制（prepulse inhibition，PPI）是一种哺乳动物种系共有的感觉运动门控机制，在人和动物中都存在。尽管 PPI 涉及的主要神经环路位于脑干水平，被认为是一种前注意的自动加工过程（Hoffman & Ison，1980；Hoffman & Searle，1965），但是 PPI 仍受到注意和情绪等高级认知活动的调节（Li et al.，2009）。本书前面的实验系统研究了人类被试中知觉空间分离线索引起的空间选择性注意对 PPI 的调节及其可能的神经生理机制，以及慢性精神分裂症患者中知觉空间分离对 PPI 调节的缺失。人的实验有其独特的优势，可以在人类和精神分裂症患者中直接测量知觉空间分离对 PPI 的调节，不过动物实验在研究知觉空间分离对 PPI 调节的神经机制方面也有不可替代的作用，可以深入探讨相关核团、脑区等在认知过程中的作用。知觉空间分离去掩蔽线索是人和动物共有的一种促进空间选择性注意的线索，PPI 也是一种跨哺乳动物种系的感觉门控模型，因此可以建立一种人和动物共有的知觉空间分离调节 PPI 的行为模型，解决人类研究和动物研究实验结果相互转化的问题，也为后续的认知神经科学、心理学和临床精神病学的研究提供可供参考的行为模型。简单的 PPI 范式在人和动物实验中都可以使用，但是研究注意对 PPI 的调节，研究者面临的一个问题是人类实验中可以通过指导语让被试注意前脉冲刺激，使得考察注意对 PPI 的调节成为可能，那么在动物研究中如何实现大鼠对前脉冲刺激的注意是一个重要问题。这里我们通过对前脉冲刺激的情绪学习来实现。

在大鼠中，当某种中性前脉冲刺激经过恐惧条件化之后，这种前脉冲刺激就具有了更高的生物学显著性和生态学意义，可以争夺更多的注意资源，从而提高 PPI（Du et al.，2009；Du et al.，2010；Du et al.，2011；Huang et al.，2007；Li et al.，2008；Zou et al.，2007）。恐惧条件化对 PPI 的增强具有刺激特异性，也就是说，仅经过恐惧条件学习的前脉冲刺激可以提高 PPI，而经过恐惧条件控制学习的前脉冲刺激不能提高 PPI（Du et al.，2010；Du et al.，2011）。尽管情绪过程对 PPI 的调节不仅仅涉及注意调节，包括对恐惧条件化的前脉冲刺激的长时程增强作用（LTP），恐惧情绪的激活和提取过程，以及注意启动等一系列过程（Maren，2011），恐惧条件化对于 PPI 的增强确实涉及特异性注意调节过程（Du et al.，2010）。但是恐惧条件化对 PPI 的增强是仅仅具有刺激特征特异性，还是也具有空间特异性呢？这是本实验想研究的第一个问题。

在动物实验中发现，当背景噪声和前脉冲信号经由左右两个喇叭同时播放时，由听觉优先效应引起的背景噪声与经过恐惧条件化的前脉冲刺激之间的知觉空间分离可以进一步增强 PPI，并且知觉空间分离对 PPI 的增强也具有刺激特征特异性（Du et al.，2010；Du et al.，2011）。具有正常听力的人能够知觉融合相关的声波，当来自声源的直达声和一个反射声之间的时间延迟足够短时（如 1~10ms），落后声音的知觉特征（attributes）会在知觉层次上被领先声音所"捕捉"，听者只感觉到来自领先声源处的一个融合的声像（Li et al.，2005）。这种现象被称为听觉优先效应（the precedence effect）（Litovsky et al.，1999；Wallach et al.，1949）。听觉优先效应是一种复杂的知觉组织过程，包括对声音精细结构的中枢暂存、声源之间相关性的计算以及对落后声音特征的知觉"捕捉"过程（Li et al., 2005）。听觉优先效应不仅存在于人类被试中，在大鼠等实验动物中也存在（Kelly, 1974）。例如，当我们操纵左右两个喇叭播放的背景信号的时间差足够短时（1 ms），可以使大鼠感觉背景噪声来自左喇叭，同时操纵左右喇叭播放的前脉冲刺激的时间差，使大鼠感觉前脉冲刺激来自左喇叭，这样会形成前脉冲刺激和背景噪声之间的知觉空间重合；如果我们操纵左右喇叭播放的前脉冲刺激的时间差使大鼠感觉前脉冲刺激来自右喇叭，这样可以形成前脉冲刺激与背景噪声之间的知觉空间分离（如图 5 - 1 所示）。在人类被试中，如果左右两个喇叭同时呈现目标语句和背景噪声，通过调控目标语句和背景噪声在两个喇叭之间的时间间隔，目标语句和背景噪声被知觉为分离条件下的言语识别成绩显著好于二者被知觉为重合的条件下的言语识别成绩（Freyman et al., 2001；Freyman et al., 1999；Wu et al., 2005）。听觉优先效应引起的知觉空间分离在物理层面上并没有改变背景噪声和前脉冲刺激的声音强度或者信噪比，只是在知觉层面上改变了两者的空间关系（Li et al., 2005；Litovsky et al., 1999）。

清醒大鼠中，经过恐惧条件化的目标声音和背景噪声同时经由左右两个喇叭播放，两个喇叭播放声音的时间间隔是 1 ms，听觉优先效应引起的目标声音和掩蔽噪声之间的知觉空间分离可以促进大鼠注意目标声音，从而提高杏仁核对于目标声音的电生理反应（Du et al., 2012）。经过恐惧条件化的前脉冲刺激与背景噪声之间的知觉空间分离可以进一步增强 PPI（Du et al., 2010；Du et al., 2011），说明知觉空间分离可以进一步减少背景噪声对于前脉冲刺激的干扰掩蔽作用，使得前脉冲刺激可以争夺更多的注意资源，从而进一步提高 PPI。这种知觉空间分离对于 PPI 的增强具有刺激特征特异性（Du et al., 2010；Du et al., 2011），经过恐惧条件化的前脉冲刺激与背景噪声之间的知觉空间分离可以进一步增强听觉 PPI，而经过恐惧条件控制操作的前脉冲刺激与背景噪声之间的知觉空间分离并不能提高 PPI。本书的人类研究证实，知觉空间分离可以提高正常人类被试的 PPI，但是知觉空间分离对 PPI 的增强特异性表现并不清楚。Du 等人在研究中发现，知觉空间分离对大鼠 PPI 的提高表现出刺激特征特异性（Du et al.，2010；Du et al.，2011）。那么知觉空间分离对大鼠 PPI 的提高是否具有空间特异性呢？这是本实验想研究的第二个问题。

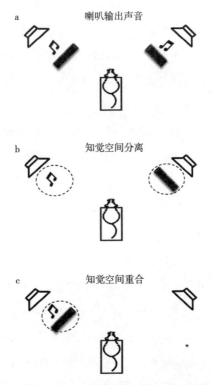

图 5 - 1　前脉冲刺激（音乐符号）和背景噪声（宽波符号）之间的物理关系（图 a）和知觉空间关系（图 b，c）

说明：（图 a）前脉冲刺激和背景噪声都经过左右两个分离的喇叭播放。（图 b）左喇叭播放的前脉冲刺激领先右喇叭 1 ms，由于听觉优先效应的存在，大鼠会知觉成前脉冲刺激来自左喇叭（圆圈内的音乐符号）；同样，右喇叭播放的背景噪声领先左喇叭 1 ms，由于听觉优先效应的存在，大鼠会知觉成背景噪声来自右喇叭（圆圈内的宽波符号），这样就形成了前脉冲刺激和背景噪声之间的知觉空间分离。（图 c）左喇叭播放的前脉冲刺激领先右喇叭 1 ms，由于听觉优先效应的存在，大鼠会知觉成前脉冲刺激来自左喇叭（圆圈内的音乐符号）；同时，左喇叭播放的背景噪声领先右喇叭 1 ms，由于听觉优先效应的存在，大鼠会知觉成背景噪声来自左喇叭（圆圈内的宽波符号），这样就形成了前脉冲刺激和背景噪声之间的知觉空间重合。

有实验表明精神分裂症患者存在空间选择性注意的异常（Dalmaso, Galfano, Tarqui, Forti, & Castelli, 2013；Park & Holzman, 1992；Park, Püschel, Sauter, Rentsch, & Hell, 2002）。精神分裂症患者对 PPI 注意调节的缺失，而非 PPI 的缺失，与疾病症状的严重程度密切相关（Dawson et al., 1993；Dawson et al., 2000；Hazlett et al., 2003；Hazlett et al., 2007）。在早期隔离饲养建立的精神分裂症动物模型中，恐惧条件化引起的 PPI 增强和知觉空间分离去掩蔽引起的 PPI 增强都完全消失（Du et al., 2010；Du et al., 2011）。因此，在大鼠中研究恐惧条件化和知觉空间分离对 PPI 的增强作用，特别是对 PPI 增强的空间特异性对于建立新的精神分裂症动物模型具有重要意义。

此外，对前脉冲刺激的恐惧条件化和前脉冲刺激与背景噪声之间的空间分离对 PPI 的增强作用可以被消退学习所消除（Du et al., 2010；Du et al., 2011）。目前消退学习被认为是与恐惧学习平行的一个过程（Xu, Zhu, Contractor, & Heinemann, 2009），其中包括对新的条件刺激的学习过程（Fontanez – Nuin, Santini, Quirk, & Porter, 2011；Maren, 2011）。代谢性谷氨酸受体亚型 5（mGluR5）在 PPI 恐惧条件化增强的形成过程中起了重要作用（Li et al., 2005；Zou et al., 2007），而且也参与了恐惧消退过程（Fontanez – Nuin et al., 2011；Maren, 2011）。本实验中在消退学习之前 30 分钟皮下注射代谢性谷氨酸受体亚型 5 的选择性拮抗剂 MPEP［2 – methyl – 6 –（phenylethynyl）– pyridine］，研究 mGluR5 在恐惧条件化和知觉空间分离引起的 PPI 增强的消退过程中的作用。

因此，本实验主要从以下三个方面来研究 PPI 注意调节过程中是否存在空间特异性：①对知觉来自特定方向的前脉冲刺激进行恐惧条件化是否可以空间特异性地增强 PPI；②恐惧条件化之后的前脉冲刺激和背景噪声之间的知觉空间分离可否增强 PPI 并且表现出空间特异性；③恐惧条件化和知觉空间分离引起的 PPI 增强是否被消退学习改变，并且这种改变是否可以被选择性代谢性谷氨酸受体亚型 5 的选择性拮抗剂

MPEP 所阻断。

第二节 实验方法

一 被试

48 只雄性 Sprague – Dawley 大鼠（11 周龄，体重为 280 ~ 350 克，购于北京维通利华实验动物公司）根据恐惧条件化的操作和注射的药物被随机分为四个组（每组 12 只大鼠）：①恐惧条件化/生理盐水组；②恐惧条件化/MPEP 组；③条件化控制/生理盐水组；④条件化控制/ MPEP 组。实验期间这些动物被养于平均室温 24 ± 2℃，12 小时昼夜节律的动物饲养室，并供给充足的水和食物。对这些实验动物的操作符合北京市实验动物中心和 2006 年神经科学学会对实验动物的相关要求。本实验操作得到了北京大学心理学系伦理委员会的批准。

二 实验刺激和设备

实验中所用到的惊刺激是一个 10 ms 的宽带白噪声脉冲（0 ~ 10kHz），声强为 100 dB SPL。前脉冲刺激是一段 50 ms 有三个谐波结构的复合纯音（2.3 kHz，4.6 kHz 和 6.9 kHz），每个前脉冲刺激从单个扬声器播放出来的声强固定为 60 dB SPL。惊刺激和前脉冲刺激均由 MATLAB 软件生成，由一个定做的声音播放系统播放（北京大学机器感知国家重点实验室），采样率是 48 kHz，分辨率是 16 比特。声音信号的强度由声强计（AUDit and System 824，Larson Davis，USA）校正，方法是将麦克风置于大鼠头部中心位置（当大鼠不在时），采用"Fast/Peak"模式测得。

整个实验在一个 3m × 3m 的隔音室内进行，房间的光亮度为 $1472cd/m^2$，惊反射的装置位于房间中央。大鼠被放在一个特别设计的铁笼内（铁笼有三个规格，以适应不同大小的大鼠），其全身性惊反射的幅度由下方一个自制的灵敏的压电传感称测量，将大鼠的惊反射幅度转化为相应比例的电压，电压随之被放大并通过模拟/数字转换器，以16 kHz 采样率存储于电脑硬盘中（具体方法参见 Zou et al., 2007；Li et al., 2008；Du et al., 2009, 2010, 2011）。惊刺激出现之后的 250 ms 之内采集压电信号，每一个试次惊反射的压电峰峰值被认为是这个试次的惊反射的幅度值。

惊刺激由大鼠头部上方 20 cm 处的扬声器（PCxb 352，Blaupunkt，USA）播放，而前脉冲刺激和掩蔽噪声则由位于大鼠前方水平面上的左右两个扬声器播放（PCxb 352，Blaupunkt，USA），两个扬声器间的夹角为 100 度，分别距离大鼠头部 52 cm 远（如图 5 - 2 所示）。

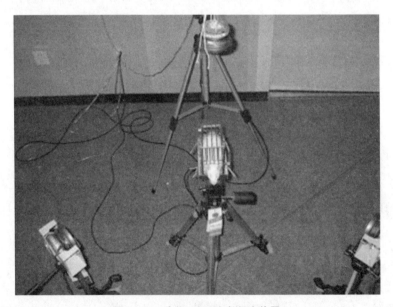

图 5 - 2　动物 PPI 测试实验装置

三　实验程序

（1）适应

每只大鼠经过 8 天的实验（如图 5 - 3 所示）。第一天至第三天是适应阶段，大鼠被放入测试笼内 30 分钟，左右两个喇叭持续播放宽带白噪声（0 ~ 10kHz, 60 dB SPL），前脉冲刺激和惊刺激均不呈现，这个阶段的目的是让大鼠适应测试笼和环境。

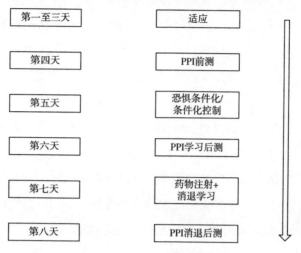

第一至三天	适应
第四天	PPI前测
第五天	恐惧条件化/条件化控制
第六天	PPI学习后测
第七天	药物注射+消退学习
第八天	PPI消退后测

图 5－3　八天 PPI 测试流程

（2）PPI 的前测

第四天，测量实验操作前的基线 PPI。大鼠首先被置于测试笼内 5 分钟，期间单独呈现 10 次惊刺激（前脉冲刺激不出现），大约每 30 s（25～35s 之间波动）呈现一次，目的是让大鼠适应惊刺激的强度，让惊反射控制在较小的波动范围内。随后开始四段的 PPI 测试。在每一段的 PPI 测试中，有 5 个试次只呈现惊刺激而不呈现前脉冲刺激，另外 10 个试次惊刺激在前脉冲刺激结束后 50 ms 出现，两种试次随机出现，试次之间的时间间隔平均为 30 s（25～35s 之间波动）。前脉冲刺激通过左右两个水平的扬声器播放，其起始时间点在扬声器间的时间延迟为 ＋1 ms（左扬声器领先）或者 －1 ms（右扬声器领先）。由于听觉优先效应的存在，一个融合的前脉冲刺激声像会被知觉成来自领先扬声器附近，也就是说，在四段测试中的两段，前脉冲刺激会被知觉成来自左扬声器（左扬声器领先），而在另外两段测试中，前脉冲刺激会被知觉成来自右扬声器（右扬声器领先）。这里使用的 1 ms 时间延迟被证实在清醒大鼠中可以最有效地对来自不同方位的领先声和落后声进行声像的知觉融合和精准的声音定位。除去前脉冲刺激外，在整段测试中左右扬声器还播放一个持续的宽带噪声作为掩蔽刺激（0 ~ 10 kHz，60 dB SPL）。对于掩蔽噪声而言，在两段测试中，左扬声器的起始时间点领先右扬声器 1 ms，其声像被知觉到来自左扬声器附近；而在另外两段测试中，右扬声器的起始时间点领先左扬声器 1 ms，其声像被知觉到来自右扬声器附近。因此，在四段测试中共有四种前脉冲刺激和掩蔽噪声的空间组合，也形成了两种前脉冲刺激和背景噪声的空间关系：知觉空间重合（见图 5 – 1b）和知觉空间分离（见图 5 – 1c）。在这里，听觉优先效应引起的知觉空间分离和知觉空间重合并没有影响前脉冲刺激和背景噪声之间的信噪比或者声像的弥散程度，而是促进了空间选择性注意分配到特定的信号。四段测试的顺序在大鼠被试间平衡。

（3）恐惧条件化/条件化控制

第五天，所有大鼠接受恐惧条件化操作或者条件化控制操作（如图 5 – 4 所示）。

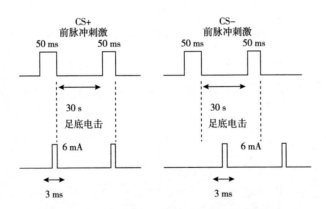

图 5 – 4 恐惧条件化操作和条件化控制操作

在听觉恐惧条件化的两个组内，一半大鼠的条件化刺激（CS +）是左扬声器领先的前脉冲刺激，另外一半大鼠的条件化刺激（CS +）是右扬声器领先的前脉冲刺激。在条件化控制的两个组内，一半大鼠的条件化控制刺激（CS –）是左扬声器领先的前脉冲刺激，另外一半大鼠的条件化控制刺激（CS –）是右扬声器领先的前脉冲刺激。对于每一只大鼠来说，只有一个前脉冲刺激的知觉空间（左/右扬声器）接受了恐惧条件化操作或者条件化控制操作。基于前人的实验，非条件化刺激（US）是一个由电刺激器（Grass S – 88，Grass，Quincy，MA，USA）产生的幅度为 6 mA，长度为 3 ms 的方波作为足底电击，电刺激器通过两个粘在大鼠后肢掌面和背面的铂金属片来进行刺激。这样一个短时的足底电击避免了长时间电击（比如 500 ms）时大鼠可能的躲避行为。对于恐惧条件化组的大鼠，CS 与 US 匹配出现，US 在 CS 结束之前 3 ms 出现，二者同时结束。大鼠一共学习 20 次，每次学习之间的时间间隔是 30 s。而对于条件化控制学习的大鼠，CS 与 US 在时间上随机呈现 20 次，每次之间的时间间隔是 30 s。

（4）PPI 的学习后测

第六天（恐惧条件化或者条件化控制操作后 24 小时），进行条件化后的 PPI 测量。测试内容与第四天的测试一样。在这里，知觉来自恐惧条件化或者条件化控制操作方向的前脉冲刺激和未进行任何操作方向的前脉冲刺激都会呈现。

（5）药物注射 + 消退学习

第七天，所有大鼠接受 MPEP 或者生理盐水的注射和消退学习。对于 2 组 MPEP 注射的大鼠，MPEP（$C_{14}H_{11}N \cdot HCL$，Sigma – Aldrich Corporate，St Louis，MO，USA）溶解于 0.9% 的生理盐水中，并在消退学习之前 30 分钟经皮下注射于大鼠（5 mg/kg）。对于两组生理盐水组的大鼠，在消退学习之间 30 分钟经皮下注射同等剂量的生理盐水。每只大鼠的注射剂量均为 1 ml（Li et al.，2008；Zou et al.，2007）。

药物注射 30 分钟之后，进行恐惧消退的学习。学习期间 CS 每 30 s 单独呈现一次，US 不再出现，一共学习三段，每段 20 次，每段之间的时间间隔是 10 分钟。

（6）PPI 的消退后测

第八天（恐惧消退学习后 24 小时），四组大鼠进行恐惧消退学习之后的 PPI 测试，测试内容与第四天的测试一样。

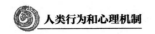

四　数据分析

PPI 的计算公式同第二章第一节第二（四）部分。在每组大鼠中，半数大鼠接受前脉冲刺激声像来自左扬声器的恐惧条件化或者条件化控制操作，另外半数大鼠接受前脉冲刺激声像来自右扬声器的恐惧条件化或者条件化控制操作。数据显示这两个亚组并没有显著差异，因此为了简化结果并增强数据的统计效力，按照前脉冲刺激接受的操作类型（恐惧条件化或者条件化控制）而不是前脉冲刺激声像的方向进行了数据重新组合。使用SPSS15.0 进行方差分析和事后检验，统计检验显著的标准设为 0.05。

第三节　实验结果

一　单独呈现惊刺激时惊反射的幅度变化

图 5－5 显示了四组大鼠在三个测试阶段单独呈现惊刺激时的惊反射幅度。

从图 5－5 中可以看出，经过恐惧条件化（图 5－5a 和 b）或者条件化控制操作后（图 5－5c 和 d），惊反射的幅度都有提高，之后如果消退学习之前注射的药物是生理盐水（图 5－5a 和 c），那么惊反射的幅度在消退学习之后减少到操作之前的水平；如果消退学习之前注射的药物是 MPEP（图 5－5b 和 d），那么惊反射的幅度在消退学习之后没有显著变化。为了统计性检验以上的观察结果，3（测试阶段：学习前，学习后，消退后）× 2（学习操作：恐惧条件化，条件化控制学习）× 2（注射药物：生理盐水，MPEP）的三因素混合方差分析显示，测试阶段的主效应显著（$F_{(2,88)} = 10.78$, $p < 0.01$），测试阶段和药物的交互作用显著（$F_{(2,88)} = 3.99$, $p < 0.05$），但是其他的主效应和交互作用不显著（所有的 $p > 0.05$）。

事后检验显示对于注射生理盐水的两个组，惊反射的幅度在条件化

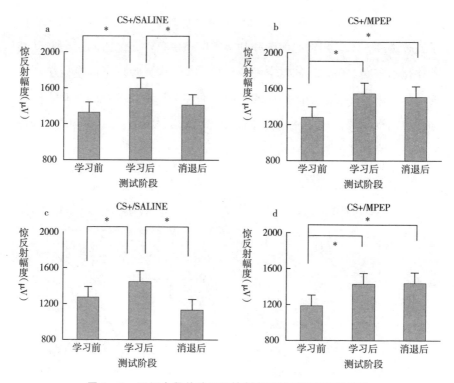

图5-5　四组大鼠单独呈现惊刺激时惊反射幅度的变化

说明：CS+，前脉冲刺激经过恐惧条件化；CS-，前脉冲刺激经过条件化控制学习；SALINE，生理盐水；MPEP，2-methyl-6-（phenylethynyl）-pyridine。* 代表 $p < 0.05$。

后显著强于条件化前和消退学习后（$p < 0.05$），条件化前和消退学习后的惊反射幅度没有显著差异（$p > 0.05$）。对于注射 MPEP 的两个组，惊反射的幅度在条件化后显著强于条件化前（$p < 0.05$），消退学习后也显著强于条件化前（$p < 0.05$），而在条件化后和消退学习之后没有显著差异（$p > 0.05$）。

因此，我们可以知道：①不管是恐惧条件化操作还是条件化控制操作都可以显著提高惊反射的幅度；②消退学习可以减弱或者降低惊反射幅度；③同时消退学习的效果可以被 MPEP 所阻断。

二　恐惧条件化对 PPI 的调节

两组大鼠接受了恐惧条件化操作（恐惧条件化/生理盐水组和恐惧

条件化/MPEP 组）。图 5 - 6 显示恐惧条件化之后 PPI 在两组大鼠中都有
了显著提高，不管知觉的前脉冲刺激来自恐惧条件化的方向还是未恐惧
条件化的方向。但是，知觉空间分离对 PPI 的进一步增强仅发生在知觉
的前脉冲刺激来自恐惧条件化的方向，而非未恐惧条件化的方向。与此
同时，消退学习前注射生理盐水而非 MPEP 的大鼠，消退学习之后 PPI
的水平下降到了条件学习操作前的水平。

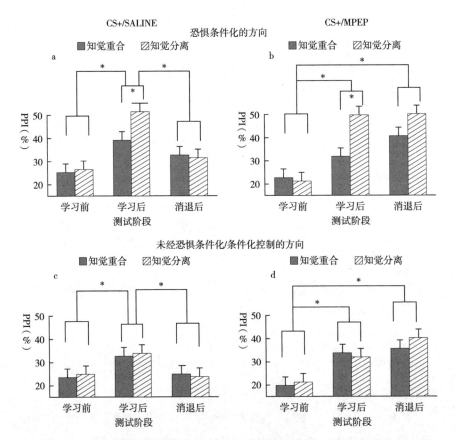

图 5 - 6　两组经过条件学习的大鼠在不同测试阶段的 PPI 值（百分比）

　　说明：（图 a 和图 b）知觉的前脉冲刺激来自恐惧条件化的方向，（图 c 和图 d）知觉的前
脉冲刺激来自未经过恐惧条件化或者条件化控制的方向。灰色柱代表知觉上前脉冲刺激和背景
噪声处于重合方向，斜纹柱代表知觉上前脉冲刺激和背景噪声处于分离方向。* 代表 $p < 0.05$。

（一）恐惧条件化/生理盐水组

对于恐惧条件化/生理盐水组来说（图 5 -6a，c），2（知觉的前脉

冲刺激方向：恐惧条件化的方向，未经恐惧条件化/条件化控制的方向）×3（测试阶段：学习前，学习后，消退后）×2（分离类型：知觉空间分离，知觉空间重合）的被试内方差分析显示，知觉的前脉冲刺激方向的主效应显著（$F_{(1,11)} = 6.997$，$p < 0.05$），测试阶段的主效应显著（$F_{(2,22)} = 16.38$，$p < 0.01$），并且三个因素的交互作用显著（$F_{(2,22)} = 5.04$，$p < 0.05$）。

进一步单独的3（测试阶段：学习前，学习后，消退后）×2（分离类型：知觉空间分离，知觉空间重合）的被试内方差分析显示，当知觉的前脉冲刺激来自恐惧条件化方向时（图5-6a），所有的交互作用和主效应都显著（所有的 $F > 5.6$，$p < 0.05$）。进一步的单因素方差分析和配对 t 检验显示：①在条件化前，分离类型不影响 PPI（$p > 0.05$）；②在恐惧条件化后，PPI 水平有了显著提高，而且分离类型的影响也是显著的（$t_{(11)} = 2.73$，$p < 0.05$），也就是说当前脉冲刺激和背景噪声在知觉上是分离时的 PPI 显著高于知觉上是重合时引起的 PPI；③恐惧消退后，所有的 PPI 水平下降到条件化之前（$p > 0.05$），而且分离类型的影响也变得不显著（$t_{(11)} = 0.21$，$p > 0.05$），说明了消退学习的效果。

同样对于恐惧条件化/生理盐水组，当知觉的前脉冲刺激来自未条件化的方向时（图5-6c），一个3（测试阶段）×2（分离类型）的被试内方差分析显示测试阶段的主效应显著（$F_{(2,22)} = 6.01$，$p < 0.05$），但是分离类型的主效应（$F_{(1,11)} = 0.004$，$p > 0.05$）和二者的交互作用不显著（$F_{(2,22)} = 0.21$，$p > 0.05$）。

（二）恐惧条件化/MPEP 组

对于恐惧条件化/MPEP 组（图5-6b，d），2（知觉的前脉冲刺激方向：恐惧条件化的方向，未经恐惧条件化/条件化控制的方向）×3（测试阶段：学习前，学习后，消退后）×2（分离类型：知觉空间分离，知觉空间重合）的被试内方差分析显示，所有的主效应显著（所有的 $F > 5.33$，$p < 0.05$），并且三个因素的交互作用显著（$F_{(2,22)} = 3.48$，$p < 0.05$）。

当知觉的前脉冲刺激来自条件化的方向时（图5-6b），一个3（测试阶段：条件化前，条件化后，消退学习后）×2（分离类型：知觉空间分离，知觉空间重合）的被试内方差分析显示测试阶段（$F_{(2,22)} = 35.34$，$p < 0.01$）和分离类型（$F_{(1,11)} = 16.34$，$p < 0.01$）的主效应显著，二者的交互作用显著（$F_{(2,22)} = 7.7$，$p < 0.05$）。进一步的单因素方差分析和配对 t 检验显示：①在条件化前，分离类型不影响 PPI（$p > 0.05$）；②在恐惧条件化后，PPI 水平有了显著提高（$p < 0.05$），而且分离类型的影响也是显著的（$t_{(11)} = 5.07$，$p < 0.05$）；③恐惧消退后（消退学习之前 30 分钟皮下注射 MPEP），PPI 水平显著高于学习之前的 PPI（$p < 0.05$），但是和恐惧学习之后的 PPI 没有显著差异（$p > 0.05$）。而且，分离类型的效应仍然是显著的（$t_{(11)} = 3.43$，$p < 0.05$），因此消退学习的影响被 MPEP 所阻断。

同样对于恐惧条件化/MPEP 组，当知觉的前脉冲刺激来自未条件化的方向时（图 5 – 6d），一个 3（测试阶段：条件化前，条件化后，消退学习后）×2（分离类型：知觉空间分离，知觉空间重合）的被试内方差分析显示测试阶段的主效应显著（$F_{(2,22)} = 11.77$，$p < 0.01$），但是分离类型（$F_{(1,11)} = 0.34$，$p > 0.05$）的主效应和二者的交互作用不显著（$F_{(2,22)} = 0.73$，$p > 0.05$）。

三 条件化控制对 PPI 的调节

图 5 – 7 显示了条件化控制学习（足底电击与前脉冲刺激随机出现）之后 PPI 的变化，左图（图 5 – 7a，c）注射药物为生理盐水，右图（图 5 – 7b，d）注射药物为 MPEP。不管是条件化控制操作还是药物注射，都没有显著影响 PPI 的水平。对于生理盐水组（图 5 – 7 a，c）和 MPEP 组（图 5 – 7 b，d），单独的 3（测试阶段：学习前，学习后，消退后）×2（分离类型：知觉空间分离，知觉空间重合）×2（知觉的前脉冲刺激方向：条件化控制方向，未条件化控制方向）被试内方差分析显示测试阶段、分离类型、知觉的前脉冲刺激的方向主效应和交互作用都不显著（所有 $F < 2.8$；$p > 0.05$）。

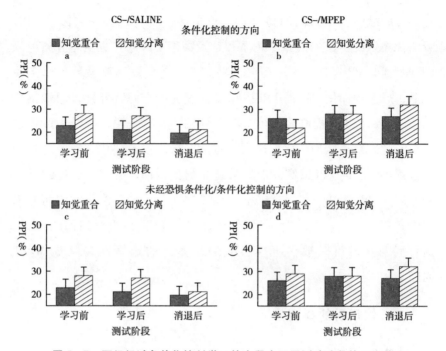

图 5 – 7　两组经过条件化控制学习的大鼠在不同测试阶段的 PPI 值

说明：（图 a 和图 b）知觉的前脉冲刺激来自条件化控制的方向，（图 c 和图 d）知觉的前脉冲刺激来自未经过恐惧条件化或者条件化控制的方向。

　　以上结果说明，在知觉来自特定方向的前脉冲刺激被恐惧条件化后（而非条件化控制后），被恐惧条件化的前脉冲刺激可以显著提高 PPI，而只有当知觉的前脉冲刺激来自条件化方向时，前脉冲刺激和掩蔽噪声在知觉上的空间分离才可以显著地提高大鼠的 PPI，这种知觉空间分离对 PPI 的提高在前脉冲来自未条件化方向时并不存在，证明恐惧条件化和知觉空间分离对 PPI 的调节在方向特异性方面有差异。

第四节　讨论

一　主要发现

　　本研究首次发现对 PPI 的注意调节不仅具有刺激特征特异性，而且具有刺激的空间方向的特异性。恐惧条件化可以提高大鼠的 PPI，听觉优先效应引起的前脉冲刺激和背景噪声之间的知觉空间分离可以进一步提高 PPI。当知觉来自某个特定方向的前脉冲刺激被恐惧条件化后，恐惧条件化引起的 PPI 提高没有表现出方向特异性，而知觉空间分离引起的 PPI 提高表现出方向特异性。也就是说，恐惧条件化之后，知觉来自恐惧条件化方向和知觉来自未恐惧条件化方向的前脉冲刺激都可以引起 PPI 提高，但是前脉冲刺激和背景噪声之间的知觉空间分离对 PPI 的进一步提高仅出现在知觉来自恐惧条件化方向而非来自未条件化方向。恐惧消退学习可以降低 PPI 到恐惧学习前的水平，这种消退学习可以被代谢性谷氨酸受体 5 的选择性抑制剂 MPEP 阻断。

二 惊反射的提高

本实验的研究结果（图 5 - 5）证实了前人的研究结果：经过恐惧条件化或者条件化控制操作之后，对单纯惊刺激的惊反射幅度有了显著提高（Du et al.，2009；Du et al.，2010；Du et al.，2011；Li et al.，2008）。基线惊反射幅度的提高可能与足底电击之后大鼠恐惧和普遍焦虑水平提高有关（Davis，2006），这与负性情绪在人类实验中可以增强惊反射幅度的实验结果相符（Bradley et al.，2006；Bradley et al.，1993）。在本实验中，恐惧条件化和条件化控制都可以提高惊反射的幅度，而恐惧消退又使得惊反射幅度回到最初的水平。同时恐惧消退的效果依赖 mGluR5 的中介作用，也说明惊反射的幅度受到诸多因素的影响，包括压力、焦虑等（Vrana et al.，2013）。

三 恐惧条件化对 PPI 的调节不具有空间特异性

前脉冲刺激的显著性和加工深度决定了 PPI 的水平（Carlson & Willott，1996；Franklin et al.，2007；Ison et al.，1997；Röskam & Koch，2006）。对前脉冲刺激的恐惧条件化使得前脉冲刺激具有了生态学意义，提高了前脉冲刺激的显著性和加工深度，使得前脉冲刺激获得了大鼠更多的注意力，从而提高了 PPI（Huang et al.，2007；Zou et al.，2007）。更重要的是，恐惧条件化对 PPI 的提高具有刺激特征特异性（Du et al.，2010；Du et al.，2011）。

在本研究中，前脉冲刺激是通过左右两个扬声器播放的。由于听觉优先效应的存在（Zurek，1980，1987），前脉冲刺激的声像被知觉成来自领先扬声器附近（左扬声器或者右扬声器）。在恐惧条件化过程中，条件化刺激（CS+）是由两个扬声器播放但是一个扬声器领先的前脉冲刺激，所以仅仅知觉来自某个扬声器附近特定方向的前脉冲刺激声像接受了恐惧条件化。恐惧条件化后，PPI 水平相对于恐惧条件化前有了显著提高，这和前人的实验结果恐惧条件化可以提高 PPI 相一致（Du et al.，2009；Du et al.，2010；Du et al.，2011；Li et al.，2008；Zou et al.，2007），但是这种恐惧条件化引起的 PPI 提高不具有方向特异性：不管条件化的前脉冲刺激知觉来自条件化的方向还是未被条件化的方向，都可以显著提高 PPI。由于恐惧条件化对 PPI 的增强作用依赖于杏仁核的功能，恐惧条件化对 PPI 的增强不具有方向特异性，因此 PPI 空间特异性增强的神经环路可能不包括杏仁核在内（Du et al.，2011）。

四　知觉空间分离对 PPI 的调节具有空间特异性

前人的实验证实对于条件化的前脉冲刺激（而非条件化控制的前脉冲刺激），前脉冲刺激与背景噪声之间的知觉空间分离可以进一步提高大鼠的 PPI，而且知觉空间分离对 PPI 的提高也表现出刺激特征特异性（Du et al.，2009；Du et al.，2010；Du et al.，2011）。在前人的实验中，条件化刺激是左扬声器或者右扬声器领先的前脉冲刺激，两种扬声器领先的条件是平衡的，所以并不能表现出恐惧条件化和知觉空间分离对 PPI 增强的方向特异性。

在本实验中，仅知觉来自某个扬声器方向的前脉冲刺激被恐惧条件化，来自这个方向的条件化前脉冲刺激和背景噪声之间的知觉空间分离相对于二者的知觉空间重合可以进一步提高 PPI；来自未条件化方向的前脉冲刺激和背景噪声之间的知觉空间分离不能进一步提高 PPI。可以看出，听觉优先效应引起的前脉冲刺激和背景噪声之间的知觉空间分离对 PPI 的提高不仅表现出了刺激特征特异性，本实验也首次证实前脉冲刺激和背景噪声之间的知觉空间分离对 PPI 的提高表现出刺激方向的特异性。因此，注意对 PPI 的增强作用不仅表现出了刺激特征的特异性（Du et al.，2009；Du et al.，2010；Du et al.，2011），也表现出刺激方向的特异性。由于后顶叶（posterior parietal cortex，PPC）在知觉空间分离增强 PPI 的过程中起重要作用（Du et al.，2011），接下来的实验可以进一步探讨后顶叶在空间特异性 PPI 增强中的作用。

根据本实验和前人的实验结果（Du et al.，2009；Du et al.，2010；Du et al.，2011），对知觉来自特定方向的前脉冲刺激进行的恐惧条件化操作可能包括了两个同时发生的平衡的条件化过程，也涉及了不同的 PPI 增强机制：对前脉冲刺激特征的条件化和对前脉冲刺激方向的条件化。①对前脉冲刺激特征（非方向性的）的条件化，这种刺激特征的条件化与恐惧条件化引起的 PPI 增强有关，不具有刺激方向特异性。不管前脉冲刺激来自条件化的方向还是未被条件化的方向，都可以显著提高 PPI。②同时发生的对前脉冲刺激方向的条件化，与前脉冲刺激和背景噪声之间的知觉空间分离有关，表现出了方向特异性。仅仅来自条件化方向的前脉冲刺激能够特异性地提高 PPI。这两种条件化过程可以通过本实验中恐惧条件化引起的 PPI 增强和知觉空间分离引起的 PPI 增强表现出来。恐惧条件化引起的 PPI 增强更多地涉及了对前脉冲刺激特征的条件化，所以具有刺激特征特异性，但是未表现出方向特异性。知觉空间分离引起的 PPI 增强涉及了对前脉冲刺激特征和前脉冲刺激方向的条件化，所以既表现出刺激特征特异性，也表现出了刺激方向特异性。在本实验中，除了非空间的特征选择效应，对特定前脉冲刺激方向的条件化也引起了空间的选择效应，使得 PPI 获得了"what"和"where"通路的交互的自上而下的调节。

五　mGluR5 和恐惧消退学习对 PPI 的调节

本实验的研究证实，经过恐惧消退学习之后，惊反射和 PPI 的增强（不管是恐惧条件化引起的 PPI 增强还是知觉空间分离引起的 PPI 增强）都被完全消除，而在消退学习之前 30 分钟注射代谢性谷氨酸受体 5（mGluR5）的选择性抑制剂 MPEP，可以阻断恐惧消退学习的效应。也就是说，恐惧消退学习并没有表现出任何刺激特征或者知觉方向的特异性。

代谢性谷氨酸受体（mGluRs）在反转学习（Gastambide et al.，2012）、抑制学习（Xu et al.，2009）、恐惧习得（Maren，2011）、恐惧消退（Fontanez - Nuin et al.，2011；Li et al.，2008；Zou et al.，2007）等认知过程中都起了非常重要的作用。前人的研究证实（Li et al.，2008；Zou et al.，2007）MPEP 确实影响大鼠听觉恐惧条件化的习得过程，恐惧条件化之前 30 分钟注射 MPEP 可以阻断恐惧条件化引起的 PPI 增强作用。恐惧消退学习目前被认为是一种抑制学习过程，涉及新信息的重新习得和对之前获得信息的抑制。mGluR5 基因敲除的小鼠表现出恐惧条件化习得的收获和消退学习的完全丧失，表明 mGluR5 对于恐惧消退学习是一种不可或缺的神经递质。

多种 PPI 的增强和惊反射的增强都可以通过消退学习来消除，这两种消退机制是否共享某些相同的神经机制，例如涉及包括初级听皮层、杏仁核、前额叶等在内的脑区也是一个重要的研究课题（Falls，Miserendino，& Davis，1992；Milad & Quirk，2002；Quirk，Armony，& LeDoux，1997）。这对于将来研究与惊反射相关的精神疾病如创伤后应激综合征（posttramatic stress disorder，PTSD）也具有重要意义（Adamec，1997）。

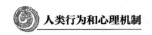

六　PPI自上而下调节的空间方向特异性与精神分裂症新的动物模型

潜在的威胁刺激对动物的生存和发展至关重要。在人类被试中，由听觉优先效应所引起的目标言语和言语掩蔽之间的知觉空间分离可以促进更多的空间选择性注意分配到目标信号上，从而提高对目标言语的识别（Freyman et al.，2001；Li，Kong，Wu，& Li，2013）。在实验大鼠中，前脉冲刺激经过恐惧条件化后，知觉空间分离也可以促进大鼠将更多的空间选择性注意放到前脉冲刺激上，抑制背景噪声的干扰，从而提高PPI（Du et al.，2009；2010；2011）。可见，听觉优先效应引起的空间选择性注意的提高反映了中枢神经系统的一种重要的空间门控功能。

精神分裂症患者的症状严重程度与注意条件下PPI的缺失有密切关系（Hazlett et al.，2003；Hazlett et al.，2007）。首发和慢性患者表现出掩蔽条件下言语识别功能的缺损（Wu et al.，2013）。早期社会隔离是研究精神分裂症神经生物学机制的一种重要的神经发育动物模型（Fone & Porkess，2008；Weike，Bauer，& Hamm，2000；Weiss，Pryce，Jongen－Rêlo，Nanz－Bahr，& Feldon，2004），早期社会隔离的大鼠表现出PPI恐惧条件化和知觉空间分离增强的缺失比基线PPI缺失更加明显（Du et al.，2009；Du et al.，2010；Li et al.，2008）。因此，具有空间特异性的知觉空间分离对PPI的增强在完善精神分裂症动物模型的研究中具有重要作用，为高级特征信号和空间信号的整合提供了重要参考。

第五节　小结

本实验首次发现，在正常大鼠中恐惧条件化和知觉空间分离都可以增强PPI，但是恐惧条件化对PPI的增强不具有空间特异性，而前脉冲刺激和背景噪声之间的知觉空间分离对PPI的增强表现出空间特异性。

两种 PPI 增强作用都可以被消退学习取消，而消退学习的作用可以被
mGluR5 选择性抑制剂所阻断。对知觉来自特定方向的前脉冲刺激进行
的恐惧条件化操作包括了非方向性和方向性两个同时发生的条件化过
程，对前脉冲刺激特征（非方向性的）的条件化与恐惧条件化引起的
PPI 增强有关，不具有刺激方向特异性。对前脉冲刺激方向的条件化过
程与前脉冲刺激和背景噪声之间的知觉空间分离有关，表现出了方向特
异性。

第六章 实验大鼠知觉空间分离调节前脉冲抑制的关键脑区: 后顶叶

第一节 引言

在第五章的实验中我们发现恐惧条件化和知觉空间分离对 PPI 自上而下的调节表现出不同的空间特异性，恐惧条件化调节 PPI 不具有空间特异性，而知觉空间分离对 PPI 的调节表现出空间特异性。因此，接下来探索知觉空间分离空间特异性调节 PPI 的神经通路就显得至关重要了。Du 等人的研究显示（如图 6 - 1 所示），恐惧条件化对 PPI 的增强依赖于双侧杏仁核外侧核（LA）兴奋性谷氨酸的传递，而基于优先效应的前脉冲刺激与掩蔽噪声之间的知觉空间分离对 PPI 的增强则依赖双侧后顶叶（PPC）内兴奋性谷氨酸的传递，恐惧条件化和知觉空间分离对 PPI 的调节都依赖双侧初级听皮层（PAC）内兴奋性谷氨酸的传递（Du et al. , 2011）。我们的实验发现，知觉空间分离对 PPI 的调节，而非恐惧条件化对 PPI 的调节表现出知觉空间特异性。那么知觉空间分离对 PPI 空间特异的自上而下调节是否也依赖后顶叶的活动呢？单侧后顶叶是不是在知觉空间分离对 PPI 的调节中起到不一样的作用呢？

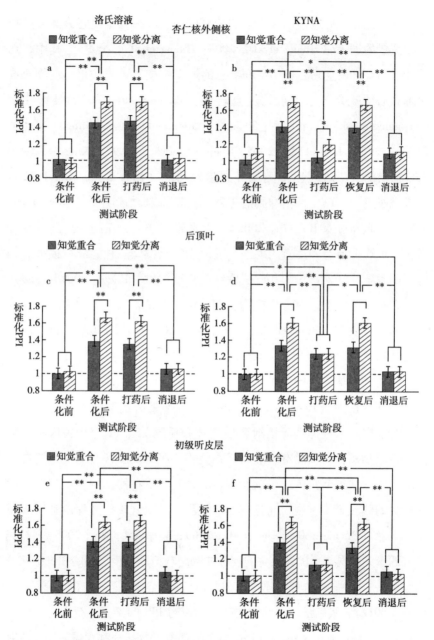

图 6-1 双侧杏仁核外侧核、后顶叶、初级听皮层在恐惧条件化增强 PPI 和知觉空间分离增强 PPI 中的作用

资料来源：选自 Du et al.，2011。

基于优先效应的前脉冲刺激与掩蔽噪声之间的知觉空间分离涉及对空间注意的调节（Huang et al.，2008；Huang et al.，2009）。其中，后顶叶（PPC）在空间注意和空间信息的加工中起了重要作用。动物研究显示，后顶叶介导了大鼠的注意转向（directed attention）、维持注意（sustained attention）、注意定势转移（attentional set‑shifting）等功能（Bucci，2009；Kim et al.，2005；Reep & Corwin，2009）。King 等人发现PPC 损伤的大鼠表现出单侧视野忽略的情况（King & Corwin，1992）。在人类研究中，PPC 受到抑制的正常人对侧抑制功能明显受损（Göbel，Calabria，Farnè，& Rossetti，2006）。大量研究证实，丘脑‑皮层‑基底节神经环路调节空间注意的功能，而后顶叶是空间注意的额‑顶神经网络中的重要脑区，是丘脑和皮层联络的重要部位（Bucci，2009）。

在解剖结构上，PPC 与丘脑、杏仁核、海马、听觉皮层等脑区存在密切的神经联系（Reep et al.，1994；Reep & Corwin，2009）。PPC 前侧与后肢感觉运动区相邻，尾侧与次级视觉区相邻，接受丘脑背外侧核（LD），后外侧核（LP）和后核（Po）的神经投射，并且也接受初级听皮层的纤维投射（Reep et al.，1994）。对初级听皮层背后侧区（PD）的研究证实有大量神经元投射到后顶叶和丘脑 LP、Po 等相关区域，但是与下丘脑和杏仁核没有神经联系，说明初级听皮层背后侧区主要在空间加工中扮演重要角色。可以看出，后顶叶不仅在解剖结构上与空间注意相关的脑区紧密相连，而且在指向性注意和空间转换过程中都扮演了重要角色（Bucci，2009；Kim et al.，2005；Reep & Corwin，2009）。杜忆等人的研究发现基于优先效应的前脉冲刺激与掩蔽噪声之间的知觉空间分离对 PPI 的增强则依赖后顶叶（PPC）内兴奋性谷氨酸的传递（Du et al.，2011）。我们已经发现知觉空间分离对 PPI 的调节具有空间特异性（Lei，Luo，Qu，Jia，& Li，2014），同时人类和动物研究都发现后顶叶在对侧空间抑制中扮演了重要角色（Göbel et al.，2006；King & Corwin，1992）。在本实验中，结合大鼠 PPI 的行为测量模型和脑内局部药物干预的方法，通过微量注射广谱的兴奋性谷氨酸受体拮抗剂犬尿喹啉酸

（kynurenic acid，KYNA），可逆性地阻断单侧后顶叶的谷氨酸受体活动，观察单侧后顶叶如何影响知觉空间分离空间特异性的调节 PPI 的过程。

第二节　实验方法

一　被试

总共有 27 只雄性 Sprague - Dawley 大鼠（11 周龄，体重为 280 ~ 350 克，购于北京维通利华实验动物公司）参加本实验。其中，21 只大鼠被随机分到了两个脑区结构/药物组：单侧后顶叶/KYNA 组（14 只），双侧后顶叶/洛氏溶液组（7 只）。根据恐惧条件化的方向（左或右）和单侧后顶叶注射 KYNA 的方向（左侧 PPC 或右侧 PPC），单侧后顶叶/KYNA 组的 14 只大鼠被随机分成了两个亚组：①对侧注射组，注射药物的 PPC 位于条件化方向的对侧，位于未条件化方向的同侧（7 只）；②同侧注射组，注射药物的 PPC 位于条件化方向的同侧，位于未条件化方向的对侧（7 只）。更具体来说，对于对侧 PPC 注射组，恐惧条件化方向对侧的 PPC 接受 KYNA 的注射，而恐惧条件化方向同侧的 PPC 接受洛氏溶液的注射。对于同侧 PPC 注射组，恐惧条件化方向同侧的 PPC 接受 KYNA 的注射，而恐惧条件化方向对侧的 PPC 接受洛氏溶液的注射。

同时，为了证明 KYNA 药物注射的解剖特异性，另有 6 只大鼠在后顶叶的临近区域体觉区（sematosensory cortex，S1BF）单侧注射 KYNA 药物。

所有大鼠首先接收注射导管埋置手术。大鼠接受 10% 的水合氯醛麻醉（400 mg/kg，腹腔注射），且全程接受监控并补给药物以保证麻醉的效果。手术首先切开头皮，分离皮下组织和肌肉，暴露颅骨，之后根据大鼠脑图谱（Paxinos & Watson，2006）定位相应的脑区，使用牙科钻孔器在颅骨两侧对应位置钻孔，利用立体定位仪将注射导管（瑞沃德生

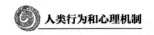

命科技公司，深圳，中国）插入双侧后顶叶，同时打入 3 至 4 枚螺丝钉固定于头骨中，用牙托水泥固定注射导管和螺丝钉后，缝合头皮。为了保证注射导管的通畅，会在手术之后插入导管帽。药物注射之前将导管帽取出，插入导管针注射药物，药物注射完成之后重新插入导管帽。后顶叶（PPC）选取的三维坐标是基于前人的实验（Fox，Barense，& Baxter，2003），选择其中心点打药，具体位置相对于前囟是：向后，−4.4 mm；向外，±3.6 mm；深度，−1.6 mm。体感区（S1BF）选取的三维坐标相对于前囟是：向后，−3.1 mm；向外，±5 mm；深度，−2.5 mm。大鼠术后被养于平均室温 24 ± 2℃，12 小时昼夜节律的动物饲养室，在手术第一天后断水断食，并在观察室内观察，从第二天开始供给充足的水和食物。对这些实验动物的操作符合北京市实验动物中心和 2006 年神经科学学会对实验动物的相关要求。本实验操作得到了北京大学心理学系伦理委员会的批准。PPI 测试之前这些大鼠至少给予一周的恢复时间。

二　实验刺激和设备

实验中使用到的惊刺激和前脉冲刺激与第五章实验 5.2.2 中用到的相同。简单来说，惊刺激是一个 10 ms 的宽带白噪声脉冲（0～10 kHz），声强为 100 dB SPL。前脉冲刺激时一段 50 ms 有三个谐波结构的复合纯音（2.3 kHz，4.6 kHz 和 6.9 kHz），每个前脉冲刺激从单个扬声器播放出来的声强为 60 dB SPL。声音信号的强度由声强计（AUDit and System 824，Larson Davis，USA）校正，方法是将麦克风置于大鼠头部中心本来所在的位置（当大鼠不在时），采用"Fast/Peak"模式测得。

实验设备同第五章第二节第二部分提到的惊反射测量设备。

三　药物注射

药物通过一个 5.0−μL 的微量注射器及其相连的聚乙烯胶管（内径：0.38 mm，外径：1.09 mm；Clay Adams，division of Becton and

Dickinson Company，Parsippany，NJ，USA），经出导管针（针尖长度超出注射导管 0.5 mm）进入埋置好的注射导管，然后注入相应脑区。广谱的兴奋性谷氨酸受体拮抗剂 KYNA（2 mM，溶解于洛氏溶液，购于 Sigma - Aldrich，St Louis，MO，USA）或者洛氏溶液被缓慢地在 1 分钟内注入相应的脑区（每侧 2.0 μL）。根据经验，注射 2.0 - μL KYNA 的扩散范围大约在 2 mm³，可以有效地阻断大部分后顶叶。注射完成后，导管针会在脑区内停留 1 分钟，以确保药物扩散到相应的脑区。

四　实验程序

每只大鼠经过注射导管埋置手术后一周到两周后进行为期 5 天的实验（见图 6 - 2）。第一天至第三天是适应阶段，大鼠被放入测试笼内 30 分钟，左右两个喇叭持续播放宽带白噪声（0 ~ 10 kHz，60 dB SPL），前脉冲刺激和惊刺激均不呈现，这个阶段的目的是让大鼠适应测试笼和环境。

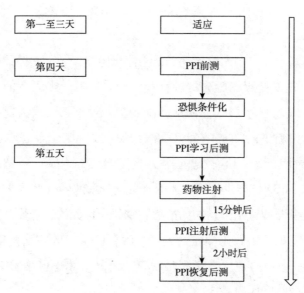

图 6 - 2　本章 PPI 实验流程

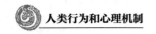

第四天，测量实验操作前的基线 PPI。大鼠首先被置于测试笼内 5 分钟，其间单独呈现 10 次惊刺激（前脉冲刺激不出现），大约每 30 s（25~35 s 之间波动）呈现一次，目的是让大鼠适应惊刺激的强度，让惊反射控制在较小的波动范围内。随后开始四段的 PPI 测试。在每一段的 PPI 测试中，有 5 个试次只呈现惊刺激而不呈现前脉冲刺激，另外 10 个试次惊刺激在前脉冲刺激结束后 50 ms 出现，两种试次随机出现，试次之间的时间间隔平均为 30 s（25~35 s 之间波动）。前脉冲刺激通过左右两个水平的扬声器播放，其起始时间点在扬声器间的时间延迟为 +1 ms（左扬声器领先）或者 -1 ms（右扬声器领先）。除去前脉冲刺激外，在整段测试中左右扬声器还播放一个持续的宽带噪声作为掩蔽刺激（0~10 kHz，60 dB SPL）。对于掩蔽噪声而言，在两段测试中，左扬声器的起始时间点领先右扬声器 1 ms，其声像被知觉到来自左扬声器附近，而在另外两段测试中，右扬声器的起始时间点领先左扬声器 1 ms，其声像被知觉到来自右扬声器附近。因此，在四段测试中共有四种前脉冲刺激和掩蔽噪声的空间组合，也形成了两种前脉冲刺激和背景噪声的空间关系：知觉空间重合和知觉空间分离。

之后在同一天中，大鼠接受恐惧条件化操作。一半大鼠的条件化刺激（CS+）是左扬声器领先的前脉冲刺激，另外一半大鼠的条件化刺激（CS+）是右扬声器领先的前脉冲刺激。对于每一只大鼠来说，只有一个前脉冲刺激的知觉空间（左/右扬声器）接受了恐惧条件化操作。非条件化刺激（US）是一个由电刺激器（Grass S-88，Grass，Quincy，MA，USA）产生的幅度为 6 mA，长度为 3 ms 的方波作为足底电击，电刺激器通过两个粘在大鼠后肢掌面和背面的铂金属片来进行刺激。对于接受恐惧条件化操作的大鼠来说，CS 与 US 匹配出现，US 在 CS 结束之前 3 ms 出现，二者同时结束。大鼠一共恐惧学习 20 次，每次学习之间的时间间隔是 30 s。

第五天（恐惧条件化操作后 24 小时），进行条件化后的 PPI 测量。测试内容与第四天的 PPI 测试一样。在这里，知觉来自恐惧条件化方向的前脉冲刺激和未进行操作的方向的前脉冲刺激都会呈现。然后 KYNA 或者洛氏溶液（2 μL）被缓慢注入相应的脑区。药物注射过程持续约 3 分钟，第一分钟让大鼠适应注射针进入脑区的状态，第二分钟 KYNA 药物或者洛氏溶液被缓慢地注入相应的脑区，之后停留一分钟，以便药物可以很好地扩散到相应的区域，最后取出注射针。药物注入 15 分钟后开始打药后的 PPI 重测，测试过程同第四天的 PPI 测试。由于 KYNA 的阻断效果是可逆的，药物注射 2 小时后 KYNA 药效基本消失，所以药物注射 2 小时后进行脑区活动恢复后的 PPI 重测。对于单纯注射洛氏溶液的大鼠，进行打药后的 PPI 重测之后，因为洛氏溶液不会影响脑区的活动，所以不进行恢复后的 PPI 重测。

五　数据分析

PPI 的数据分析的方法同第五章第二节第四部分的分析方法。在每组大鼠中，半数大鼠接受前脉冲刺激声像来自左扬声器的恐惧条件化，另外半数大鼠接受前脉冲刺激声像来自右扬声器的恐惧条件化。数据显示这两个亚组并没有显著差异，因此为了简化结果并增强数据的统计效力，将这两组数据进行了数据重新组合。使用 SPSS 15.0 进行方差分析和事后检验，统计检验显著的标准设为 0.05。

六　组织学检查

所有测试结束后，大鼠被给予过量水合氯醛致死。通过金属针给予一个阳极的直流电（500μA，10 s）进行注射导管末端的损伤标记。去脑后将其保存在 10% 福尔马林和 30% 蔗糖混合的溶液中，经过一周固定后在额状面上进行冰冻切片（40μm）。通过对比脑图谱（Paxinos & Watson，2006）对切片上的注射导管位置进行定位。

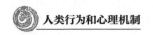

第三节　实验结果

一　组织学结果

从图6-3可以看出，对于单侧后顶叶/KYNA注射组来说（图6-3a，b，c），KYNA注射导管的末端在12只大鼠中落在后顶叶区域（实心圆），洛氏溶液注射导管的末端在14只大鼠中落在后顶叶区域（空心圆）。单侧或者双侧KYNA（实心方块）注射导管位置不准确的大鼠数据被剔除后，总共对12只大鼠的数据进行描述和分析，其中6只大鼠在对侧KYNA后顶叶注射组，6只大鼠在同侧KYNA后顶叶注射组。对于双侧后顶叶/洛氏溶液组来说（图6-3d，e，f），洛氏溶液注射导管的末端在6只大鼠中落在后顶叶区域（空心圆），单侧或者双侧洛氏溶液（空心方块）注射导管位置不准确的大鼠有1只，所以双侧后顶叶/洛氏溶液组总共有6只大鼠的数据被用来进行描述和分析。对于体感区/KYNA注射组来说（图6-3g，h，i），KYNA注射导管的末端（实心圆）和洛氏溶液注射导管的末端（空心圆）在6只大鼠中落在SIBF区域。

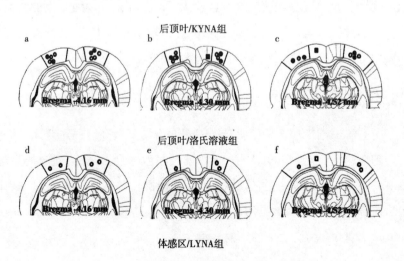

后顶叶/KYNA组

后顶叶/洛氏溶液组

体感区/LYNA组

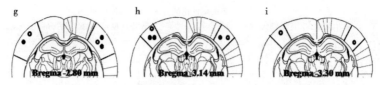

图 6 – 3　注射导管末端在 27 只动物中的组织学定位

说明：实心圆表示 KYNA 注射导管定位正确的个体，空心圆表示洛氏溶液注射导管定位正确的个体。实心方块和空心方块表示定位不正确的个体。Bregma：前囟。

二　恐惧条件化和知觉空间分离对 PPI 的调节

图 6 – 4 显示了双侧 PPC 注射洛氏溶液组大鼠和单侧 PPC 注射 KYNA 的大鼠在不同测试阶段前脉冲刺激引起的 PPI，上图（图 6 – 4a，b）代表知觉的前脉冲刺激来自恐惧条件化方向，下图（图 6 – 4c，d）代表知觉的前脉冲刺激来自未经恐惧条件化的方向。

从图 6 – 4 中可以看出，对双侧 PPC 注射洛氏溶液组来说（图 6 – 4 左侧），恐惧条件化之后来自条件化方向的前脉冲刺激和来自未条件化方向的前脉冲刺激引起的 PPI 都有提高，只有来自条件化方向的前脉冲刺激和背景噪声的知觉空间分离可以进一步提高 PPI，显示出方向特异性，而来自未条件化方向的前脉冲刺激与背景噪声的知觉空间分离没有提高 PPI。

图 6 – 4 中可见，洛氏溶液被注入 PPC 并不影响 PPI。一个 2（知觉的前脉冲刺激方向：恐惧条件化的方向，未经恐惧条件化的方向）× 3（测试阶段：学习前，学习后，打药后）× 2（分离类型：知觉空间分离，知觉空间重合）的被试内方差分析显示，测试阶段的主效应显著（$F_{(2,10)} = 10.09$，$p < 0.01$），分离类型的主效应显著（$F_{(1,5)} = 9.53$，$p < 0.05$），并且前脉冲刺激的方向和分离类型的交互作用显著（$F_{(1,5)} = 7.07$，$p < 0.05$）。

3（测试阶段：学习前，学习后，打药后）× 2（分离类型：知觉空间分离，知觉空间重合）的被试内方差分析显示，当知觉的前脉冲刺激来自恐惧条件化方向时（图 6 – 4 a），所有的交互作用和主效应都显

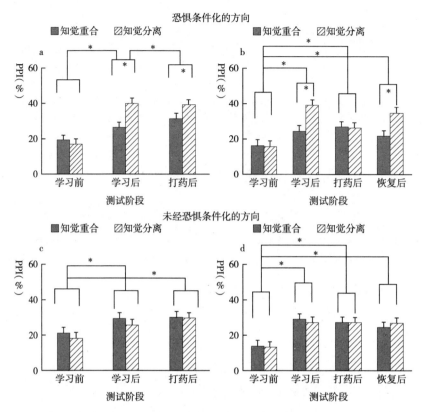

图 6 – 4 两组大鼠（双侧后顶叶/洛氏溶液，单侧后顶叶/KYNA）在不同测试阶段的 PPI 值

说明：图 a 和图 b 表示知觉的前脉冲刺激来自恐惧条件化的方向，图 c 和图 d 表示知觉的前脉冲刺激来自未经过恐惧条件化的方向。灰色柱代表知觉上前脉冲刺激和背景噪声处于重合方向，斜纹柱代表知觉上前脉冲刺激和背景噪声处于分离方向。* 代表 $p < 0.05$。

著（所有的 $F > 4.7$，$p < 0.05$）。事后分析显示：①在恐惧条件化前，分离类型不影响 PPI（$p > 0.05$）；②恐惧条件化后，PPI 水平有了显著提高，而且分离类型的影响也是显著的（$p < 0.05$），也就是说当前脉冲刺激和背景噪声在知觉上是分离时的 PPI 显著高于知觉上是重合时引起的 PPI；③洛氏溶液注射后，PPI 的值显著高于学习前，说明洛氏溶液对恐惧条件化提高 PPI 没有影响，同时，前脉冲刺激与背景噪声之间的知觉空间分离条件仍然可以提高 PPI，说明知觉空间分离对 PPI 的增强不受洛氏溶液的影响。

同样对于双侧 PPC 注射洛氏溶液组，当知觉的前脉冲刺激来自未条件化的方向时（图 6 - 4 c），一个 3（测试阶段）× 2（分离类型）的被试内方差分析显示测试阶段（$F_{(2,10)} = 7.01$，$p < 0.05$）的主效应显著，但是分离类型的主效应显著和二者的交互作用不显著（$p > 0.05$）。进一步的事后分析发现，学习后的前脉冲刺激引起的 PPI 显著大于学习前，说明恐惧条件化对 PPI 的增强没有方向特异性，而前脉冲刺激与背景噪声之间的知觉空间分离没有进一步增强 PPI，说明知觉空间分离对 PPI 的增强具有方向特异性，这与第四章的结果是一致的。同时，洛氏溶液的注射对两种 PPI 增强均没有影响。

三　单侧后顶叶在知觉空间分离调节 PPI 中的作用

对于对侧后顶叶 KYNA 注射组（6 只大鼠）和同侧后顶叶 KYNA 注射组（6 只大鼠）来说，PPI 值的变化在不同测试阶段的两组内没有显著差异，为了简化实验结果并增强统计效力，我们将两组的实验结果进行了整合，统一报告单侧后顶叶 KYNA 注射对 PPI 的影响（共有 12 只大鼠）。从图 6 - 4 右侧两个图（图 6 - 4b，d）可以看出，恐惧条件化后，PPI 的值有了显著提高，不管知觉的前脉冲刺激来自条件化方向（图 6 - 4 b）还是未条件化方向（图 6 - 4d）。更重要的是，知觉空间分离对 PPI 的进一步提高仅出现在知觉的前脉冲刺激来自条件化方向的时候，而非知觉的前脉冲刺激来自非条件化的方向。在单侧后顶叶局部注射广谱兴奋性谷氨酸受体拮抗剂 KYNA 后，显著降低了知觉空间分离引起的 PPI 增强，但是不影响恐惧条件化引起的 PPI 增强。当脑区从 KYNA 的阻断作用恢复后，PPI 的值回到了条件化之后的水平。

一个 2（知觉的前脉冲刺激方向）×4（测试阶段：学习前，学习后，打药后，恢复后）×2（分离类型：知觉空间分离，知觉空间重合）的被试内方差分析显示，三重交互作用显著（$F_{(3,33)} = 2.85$，$p = 0.05$），知觉的前脉冲刺激方向和分离类型的交互作用显著（$F_{(1,11)} = 10.84$，$p < 0.01$），并且测试阶段和分离类型的交互作用显著（$F_{(3,33)} = 4.87$，$p < 0.01$）。

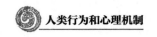

当知觉的前脉冲刺激来自条件化方向时（图 6 - 4 b），4（测试阶段：学习前，学习后，打药后，恢复后）×2（分离类型：知觉空间分离，知觉空间重合）的被试内方差分析显示所有的交互作用和主效应都显著（所有 $F > 5.78$，$p < 0.05$）。进一步的单因素方差分析和配对 t 检验显示：①在条件化前，分离类型不影响 PPI（$p > 0.05$）；②恐惧条件化后，PPI 水平有了显著提高（$p < 0.05$），而且知觉空间分离和知觉空间重合之间的 PPI 有显著差异（$p < 0.01$）；③打药后，阻断了单侧后顶叶兴奋性谷氨酸受体的活动，PPI 水平仍然显著高于条件化之前的 PPI（$p < 0.05$），但是分离类型的影响变得不显著（$p > 0.05$）；④打药两个小时后，KYNA 对兴奋性谷氨酸受体的阻断作用消失，分离类型的影响重新变得显著（$p < 0.05$）。

当知觉的前脉冲刺激来自未条件化的方向时（图 6 - 4 d），一个 4（测试阶段：条件化前，条件化后，打药后，恢复后）×2（分离类型：知觉空间分离，知觉空间重合）的被试内方差分析显示测试阶段（$F_{(3,33)} = 8.01$，$p < 0.05$）的主效应显著，但是分离类型的主效应显著和二者的交互作用不显著（$p > 0.05$）。

以上结果说明，KYNA 阻断单侧的 PPC 可以完全消除知觉空间分离引起的 PPI 增强，但是不影响恐惧条件化引起的 PPI 增强。当 PPC 从 KYNA 的药效中恢复之后（KYNA 注射两小时后），知觉空间分离引起的 PPI 增强再次出现，说明与空间注意密切相关的后顶叶在知觉空间分离增强 PPI 的神经环路中起到了重要作用，但对恐惧条件化引发的 PPI 注意调节贡献很小。

四　后顶叶对 PPI 影响的解剖特异性

为了确定后顶叶在知觉空间分离调节 PPI 中作用的独特性，我们选取了与后顶叶临近的区域——S1BF 体感区作为对照区域。图 6 - 5 显示了单侧 S1BF 注射 KYNA 之后 PPI 值的变化。恐惧条件化之后，知觉来自条件化方向的前脉冲刺激引起的 PPI 增强，并且前脉冲刺激和背景噪声的知觉空间分离可以进一步增强 PPI；知觉来自未条件化方向的前脉冲刺激引起的 PPI 只受到恐惧条件化的调节，并不受到知觉空间分离的调节作用。单侧 S1BF 注射 KYNA 之后，PPI 的值没有受到影响。

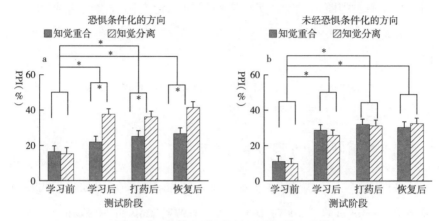

图 6 – 5　单侧 S1BF 注射 KYNA 的 PPI 值

说明：图 a 表示知觉的前脉冲刺激来自恐惧条件化的方向，图 b 表示知觉的前脉冲刺激来自未经过恐惧条件化的方向。灰色柱代表知觉上前脉冲刺激和背景噪声处于重合方向，斜纹柱代表知觉上前脉冲刺激和背景噪声处于分离方向。＊代表 $p < 0.05$。

统计结果显示，单侧 S1BF 注射 KYNA 既不影响打药后的 PPI，也不影响恢复后的 PPI，不管前脉冲刺激被知觉来自条件化方向（图 6 – 5a）还是来自未经恐惧条件化方向（图 6 – 5b），不管前脉冲刺激和背景噪声是知觉空间重合关系（灰色柱）还是知觉空间分离关系（斜纹柱）。可以看出，单侧注射 KYNA 只有作用在后顶叶时，才会影响知觉空间分离对 PPI 的调节作用，如果在其他脑区（S1BF）注射 KYNA，则不会影响知觉空间分离对 PPI 的调节，说明后顶叶在知觉空间分离对 PPI 的调节中起重要作用。

第四节　讨论

一　主要发现

本章节的实验在第五章建立的知觉空间分离对大鼠 PPI 自上而下空

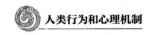

间特异性调节的行为模型基础上，进一步探讨后顶叶在知觉空间分离调节 PPI 中的作用。结果发现，恐惧条件化可以提高大鼠的 PPI，知觉空间分离在恐惧条件化的基础上进一步提高 PPI。广谱型谷氨酸受体拮抗剂 KYNA 单侧阻断后顶叶，可以完全消除知觉空间分离引起的 PPI 增强，但是不影响恐惧条件化引起的 PPI 增强。当被阻断的后顶叶恢复功能之后，知觉空间分离又可以引起 PPI 的增强，说明与空间注意密切相关的后顶叶在知觉空间分离增强 PPI 的神经环路中起了重要作用，但对恐惧条件化引发的 PPI 注意调节贡献很小。

二　后顶叶在 PPI 调节中的作用

PPI 依赖前脉冲刺激的显著性和加工的深度（Carlson & Willott，1996；Franklin et al.，2007；Ison et al.，1997；Röskam & Koch，2006）。尽管 PPI 的神经环路主要位于脑干，PPI 可以受到情绪和注意等多种高级认知活动的调节。在本实验中以及上一章节的动物行为实验中，我们已经发现，对前脉冲刺激的恐惧条件化可以提高 PPI。从杜忆等人的实验（Du et al.，2011）以及本书中的实验可以看出，恐惧条件化对于 PPI 的提高表现出刺激特征特异性，但是没有刺激方向特异性。在杜忆等人的研究中可以发现，以杏仁核为主导的恐惧性注意在恐惧条件化对 PPI 的调节环路中起重要作用（Du et al.，2011）。同时，前脉冲刺激和背景噪声之间的知觉空间分离可以选择性地增强空间性注意，进一步提高 PPI，并且知觉空间分离对 PPI 的提高不仅表现出刺激特征特异性，而且表现出刺激方向特异性。

根据前人的实验结果，后顶叶在空间注意、空间信息表征、空间记忆中起了重要作用（Bucci，2009；Reep et al.，1994；Reep & Corwin，2009）。在大鼠中，后顶叶介导了空间指向性注意和空间转向过程、空间注意的维持、注意定势转移等空间注意过程，并且参与了空间记忆的编码、巩固、空间表征的形成、空间信息的长时记忆表征等空间记忆过程（Bucci，2009；Reep et al.，1994；Reep & Corwin，2009）。而且，后顶叶接受来自听觉、视觉等多个感觉通道的空间信息，并且整合海马中的位置信息之后，可以让动物得到关于自身空间的信息，指导动物的运动，后顶叶也可能在形成认知地图中起重要作用（Andersen & Buneo，2002；Kesner & Long，1998）。可以看出，后顶叶确实在空间信息的加工中起重要作用。

　　本实验的研究发现，经过恐惧条件化后，前脉冲刺激和背景噪声之间的知觉空间分离可以易化动物对前脉冲刺激的空间选择性注意，进而增强 PPI。这种知觉空间分离对 PPI 的增强作用具有方向特异性，只有被知觉来自恐惧条件化方向的前脉冲刺激与背景噪声的知觉空间分离才能提高 PPI。更重要的是，单侧 KYNA 药物注射阻断后顶叶谷氨酸受体的活动，可以消除知觉空间分离对 PPI 的增强作用，而恐惧条件化对 PPI 的作用不受影响。单侧 KYNA 阻断其他脑区（S1BF）的活动，则恐惧条件化和知觉空间分离对 PPI 的调节作用均不受影响。说明单侧后顶叶在以空间注意为核心的知觉空间分离调节 PPI 过程中起了必不可少的作用。

　　从 Du 等人的研究中可以发现，有两条加工速度不同的神经通路共同参与了对 PPI 的注意调节：一条是以杏仁核为核心的快速通路，另一条通路以空间注意的额 – 顶神经网络为核心，后顶叶在其中起了重要作用（Du et al.，2011）。本实验的结果进一步证实，以杏仁核为核心的快速通路，主要对重要刺激进行探测、警觉和注意等，参与了对 PPI 的情绪注意调节，由于这条通路的快速性，不能对前脉冲刺激进行非常精细的加工，因此并不具有方向特异性。另一条通路以空间注意的额 – 顶神经网络为核心，通过空间选择性注意对快速通路形成的刺激表征及其 PPI 调节进行深层次的修饰和调整（Du et al.，2011），这种知觉空间分离对 PPI 的调节具有方向特异性，并且以后顶叶为核心脑区。

　　在分子生物学层面，知觉空间分离对 PPI 的调节可能与杏仁核的功能有关。杏仁核外侧核可直接和间接地投射到中央杏仁核（central nucleus of the amygdala，CeA），而 CeA 通过其广泛性的投射联系来引发

恐惧情绪反应（Samson and Pare, 2005）。CeA 也投射到基底前脑
（basal forebrain）并激活基底前脑的乙酰胆碱能神经元，进而使得这些
乙酰胆碱能神经元通过向包括 PPC 在内的皮层脑区的投射来产生由毒
蕈碱样受体（M 受体）所介导的注意激活（综述见 Sarter et al.,
2005）。如前所述，PPI 知觉分离性增强只有在前脉冲声音被恐惧条件
化后才产生，这说明 PPC 在 PPI 知觉分离性增强过程中的作用可能还依
赖由 CeA 所引发的基底前脑对 PPC 的"自上而下"的投射影响。

最后，本实验通过药物注射阻断单侧后顶叶的活动，实验结果表
明，不管是阻断恐惧条件化方向同侧还是对侧的后顶叶，由知觉空间分
离所引起的 PPI 增强都会消失，说明双侧后顶叶都参与了知觉空间分离
增强 PPI 的过程中，并不存在同侧或者对侧优势问题。

第五节　小结

本节实验证实，后顶叶在知觉空间分离引起 PPI 空间特异性增强的
神经环路中起重要作用，而在恐惧条件化引起的 PPI 增强中贡献很小。
因此，后顶叶在功能上通过特异性的空间注意对 PPI 进行更加精细的调
节，使得机体可以利用这种灵活的感觉门控机制更加多变地适应复杂的
外部环境，有效地筛选重要的信息进入中枢神经系统进行更深层次的加
工，抑制无关信息的干扰。

第七章 总结与展望

第一节 建立一种新的注意调节前脉冲抑制的模型

本书工作证实了一种人和动物所共有的新的注意调节 PPI 行为模型。惊刺激可以引起惊反射，惊刺激出现之前短时间内出现的前脉冲刺激会抑制随后出现的惊反射活动，这种前脉冲抑制（PPI）在人和动物中都存在（Hoffman & Ison，1980）。在新的注意调节 PPI 行为范式中（如图 7 - 1 所示），加入了背景噪声，前脉冲刺激和背景噪声之间的知觉空间分离可以增强对前脉冲刺激的空间选择性注意，进而增强 PPI。本书的研究发现，在正常人类被试中知觉空间分离可以增强 PPI，在正常实验大鼠中知觉空间分离也可以增强 PPI。因此，知觉空间分离调节 PPI 范式可以作为人和动物所共有的研究注意调节 PPI 的行为模型，这为将来的心理学、认知神经科学、精神病学等的研究提供了行为学基础。

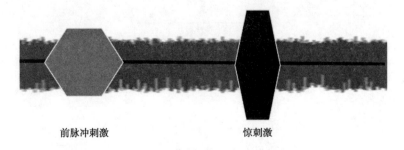

前脉冲刺激　　　　　　　　　惊刺激

图 7 - 1 新的注意调节 PPI 范式

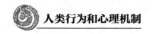

第二节　感觉门控体系信息加工的层次性

人和动物在面对复杂的信息输入时，会利用感觉门控系统抑制无关感觉刺激的输入，以保证对重要感觉信息的深度加工（Du et al.，2011；Hoffman & Ison，1980；Yeomans et al.，2002）。如图 7 - 2 所示，当突然出现一个强的感觉刺激时，人和动物会出现一种强烈的全身性反射活动，称惊反射（Hoffman & Ison，1980），这是信息加工的第一个层次。惊反射对人和动物的生存至关重要，可以让生物体对威胁性刺激快速地做出反应。不过惊反射也会干扰正在进行的行为和认知活动，为了保证重要行为和认知活动的进行，中枢系统发展出了一种抑制惊反射的门控机制：前脉冲抑制（Hoffman & Ison，1980），这是信息加工的第二个层次，反映了对惊反射的调节作用。

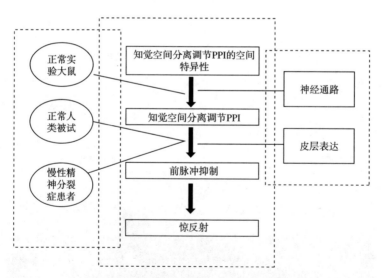

图 7 - 2　感觉门控体系信息加工的层次性

尽管作为一种前注意门控过程的 PPI 的神经环路位于脑干，但它与感觉皮层、联合皮层、运动系统、边缘系统等都有广泛的联系，并受到自上而下的注意调节（Li et al.，2009）。在人类被试的研究中发现，基于听觉优先效应的知觉空间分离线索可以提高对前脉冲刺激的选择性注意,进而增强 PPI,这是感觉门控信息加工的第三个层次,反映了对 PPI 的调节作用。本书研究发现在正常人类中知觉空间分离对 PPI 有增强作用,但是在慢性精神分裂症患者中知觉空间分离对 PPI 的增强作用消失,并且 PPI 的注意增强缺失与精神病性阳性症状密切相关。慢性患者有基线 PPI 和注意增强 PPI 两种测量指标,基线 PPI 缺损反映了感觉门控功能的异常,本书研究发现基线 PPI 与精神病性症状没有关系;PPI 注意增强效应反映了注意对感觉门控的调节作用,且 PPI 注意增强效应越强,精神病性阳性症状的得分越低。这说明 PPI 的注意增强效应更能反映慢性精神分裂症患者脑内信息加工的异常。注意缺陷作为精神分裂症区别于强迫症、双相情感障碍等其他精神疾病的特异性缺陷,注意对 PPI 的调节可能成为精神分裂症早期诊断和鉴别诊断的特异性内表型和生物标记物。

本书动物实验研究进一步发现,知觉空间分离对 PPI 的调节也会受到进一步的调节和修饰,知觉空间分离对 PPI 的调节具有空间特异性(Lei et al.,2014),这是感觉门控信息加工的第四个层次,反映了对知觉空间分离调节 PPI 的调节作用。正常实验大鼠的研究发现,前脉冲刺激经过恐惧条件化后,知觉空间分离可以增强 PPI,并且只有来自恐惧条件化方向的前脉冲刺激引起的 PPI 受到知觉空间分离的增强作用,而来自未经恐惧条件化方向或者条件化控制方向的前脉冲刺激引起的 PPI 不受知觉空间分离的调节。

对此,本书建立了感觉门控机制信息加工的新模型,可以分为四个加工层次:①简单的惊反射;②对惊反射调节的 PPI;③知觉空间分离对 PPI 的调节;④空间注意对 PPI 调节的空间特异性。这个新模型的理论意义是反映了中枢神经系统加工的层次性组织,这四个层次的加工复杂性依次增加,构成了大脑门控体系的功能性组织结构。该模型也为进一步研究这种功能性结构组织的神经机制,以及听觉优先效应和听觉选择性注意的神经机制提供了重要的行为模型前提。

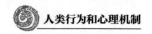

第三节　注意调节前脉冲抑制的神经机制

根据本书建立的注意调节 PPI 的行为模型，可以进一步探讨注意调节 PPI 的内在神经机制。本书第三章研究发现，正常人类被试中知觉空间分离可以增强 PPI，并且通过事件相关电位的研究方法发现，在模拟的嘈杂混响环境下知觉空间分离可以选择性地增强目标刺激的皮层诱发脑电反应，而且知觉空间分离对目标刺激听觉皮层诱发电位的增强与知觉空间分离对 PPI 的增强正相关。这些实验结果说明知觉空间分离对 PPI 的增强的生理相关物可能是目标刺激诱发的皮层脑电 N1 – P2 成分。Zhang 等人的文章探讨了知觉空间分离去信息掩蔽的神经机制，研究发现，当主动注意参与的时候（注意指向听觉刺激），知觉空间分离能够显著地去信息掩蔽，并且知觉空间分离对目标信号的去掩蔽作用发生在较早的阶段（100～200 ms）（Zhang et al., 2014）。知觉空间分离对 PPI 的增强是由于被试可以利用知觉空间分离线索将更多的空间选择性注意指向目标刺激，增强了对目标刺激的中枢信号表达，最终增强了 PPI（如图 7 – 3 所示）。

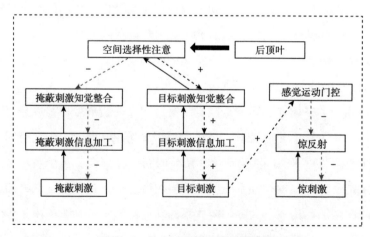

图 7 – 3　注意对前脉冲抑制的调节

从图 7-3 可以看出，在行为模型中，惊刺激引起惊反射，感觉运动门控系统可以抑制对惊刺激的惊反射活动。对前脉冲刺激（目标刺激）的信息加工深度决定了 PPI 的水平（Franklin et al.，2007）。目标刺激的呈现会引发中枢系统对目标刺激的信息加工，大脑强大的双耳相关性信息加工能力可以将具有一定时间延迟的双耳目标刺激知觉整合成来自领先声位置的整合的目标刺激。同样，和目标刺激同时呈现的掩蔽刺激也会引发大脑对掩蔽刺激的信息加工，利用听觉优先效应，落后耳的掩蔽刺激声像会被领先耳的掩蔽刺激声像捕捉，形成一个整合的来自领先声方向的掩蔽刺激。知觉的目标刺激和掩蔽刺激的空间分离可以增强对目标刺激的空间选择性注意，进而增强对目标刺激的信息加工（图 7-3 深色虚线所示），同时抑制对掩蔽刺激的信息加工（图 7-3 浅色虚线所示）。对目标刺激信息加工的增强可以提高感觉运动门控过程（PPI），从而降低惊刺激引起的惊反射活动。

本书在动物实验中利用神经药物局部注射的方法发现，通过注射 KYNA 阻断单侧后顶叶谷氨酸的活动，知觉空间分离对 PPI 的增强作用消失，而 KYNA 药物作用消失后，知觉空间分离对 PPI 的增强作用又重新出现。可以看出，后顶叶在知觉空间分离对 PPI 调节中起了重要作用。丘脑-皮层-基底节神经环路是调节空间选择性注意的核心环路，而后顶叶是空间注意的额-顶神经网络中的重要脑区，是丘脑和皮层联络的重要部位（Bucci，2009）。后顶叶不仅在解剖结构中位于空间选择性注意的关键部位，在功能上后顶叶（PPC）也在空间注意和空间信息的加工中起了重要作用。动物研究显示，后顶叶介导了大鼠的注意转向（directed attention）、维持注意（sustained attention）、注意定势转移（attentional set-shifting）等功能（Bucci，2009；Kim et al.，2005；Reep & Corwin，2009）。King 和 Corwin 发现 PPC 损伤的大鼠表现出单侧视野忽略的情况（King & Corwin，1992）。在人类研究中，PPC 受到抑制的正常人对侧抑制功能明显受损（Göbel et al.，2006）。所以，在注意对 PPI 调节的神经环路中，后顶叶起重要作用。

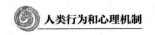

第四节　注意调节前脉冲抑制的影响因素

注意对 PPI 的调节可能受到时间因素和空间因素的影响，本书从这两个方面分别进行了考察。

首先前脉冲刺激与惊刺激之间的时间间隔可能影响注意对 PPI 的调节。在前人的注意调节 PPI 的实验范式中，Dawson 等人将前脉冲刺激和惊刺激之间的时间间隔定为 60、120、240，Hazlett 等人将二者之间的时间间隔定为 120、240 ms（Hazlett et al.，2003；Hazlett et al.，2007）。在这两个研究中，正常被试仅在 120 ms 的时间间隔条件下注意前脉冲刺激引起的 PPI 显著大于忽略前脉冲刺激引起的 PPI，而非其他时间间隔。在本书第二章的实验中，将前脉冲刺激和惊刺激之间的时间间隔定为 60 ms 和 120 ms，研究发现，在这两个时间间隔内知觉空间分离都可以提高 PPI，而且两种时间条件下，前脉冲刺激引起的 PPI 没有显著差异。因此，在基于知觉空间分离线索的注意调节 PPI 范式中，60 ms 和 120 ms 的前脉冲刺激与惊刺激之间的时间间隔都是合适的。将来的研究也可以更加深入地考察不同的时间间隔设置对 PPI 的影响作用。

其次，前脉冲刺激的空间方位可能影响注意对 PPI 的调节。在第五章和第六章的动物实验中，对前脉冲刺激的恐惧条件化仅限于单一的方向（左方或者右方），使得大鼠的注意力更多地集中在条件化的方向，而非未经条件化或者条件化控制的方向。研究发现，恐惧条件化对 PPI 的调节不具有方向特异性，恐惧条件化之后的前脉冲刺激都能引起更大的 PPI，不管前脉冲刺激来自哪个方向。而知觉空间分离对 PPI 的调节具有方向特异性，只有来自条件化方向的前脉冲刺激与背景噪声的知觉空间分离能进一步提高 PPI（Lei et al.，2014）。由此可以看出，知觉空间分离对 PPI 的调节具有方向特异性。这个实验结果是在动物实验中发现的，将来的研究也可以考察刺激特异性（前脉冲刺激的特征和前脉冲刺激的方向）对注意调节 PPI 的影响，以及刺激的特异性对 PPI 的影响在正常人类被试和精神分裂症患者中的表现。

第五节 慢性精神分裂症患者注意对前脉冲抑制的调节

感觉门控缺陷和注意缺陷是精神分裂症的两大核心症状，是公认的精神分裂症潜在内表型指标（Braff et al.，2001b；Hong et al.，2008；Ivleva et al.，2014；Perez，Swerdlow，Braff，Näätänen，& Light，2013）。尽管有大量的实验证实精神分裂症患者存在 PPI 的缺失和注意功能的异常（Braff & Light，2004；Braff et al.，2014），不过关于这两种机制交互作用的研究还不多。本书研究发现，注意对 PPI 调节的缺失，而非 PPI 基线缺失，与精神病性症状的严重程度更加相关，这一研究结果和 Hazlett 等人的研究一致（Hazlett et al.，2007）。我们采用的是基于知觉空间分离线索的听觉空间选择性注意对 PPI 调节的实验范式，可以更好地操纵对前脉冲刺激的听觉注意。实验结果证实，慢性精神分裂症患者与正常对照相比，存在 PPI 的缺失，以及注意对 PPI 调节的缺失。更为重要的是，注意对 PPI 调节的缺失与慢性精神分裂症患者阳性症状的严重程度显著相关。

尽管研究结果比较一致地发现精神分裂症患者存在 PPI 的缺失，但是 PPI 的缺失本身不具有疾病特异性，将 PPI 应用到临床筛查和治疗中的还有很远的路要走。Tourette 综合征、强迫症和双相情感障碍患者的 PPI 都存在不同程度的缺失，而注意缺损对精神分裂症来说是区别于其他三类精神疾病的特异性症状（Kohl et al.，2013）。因此本书发展出来的注意对 PPI 调节的行为范式可能会实现对精神分裂症的特异性测查。PPI 经典范式仅考察了惊反射及对惊反射的抑制，由于涉及的脑结构和功能较为简单，所以造成 PPI 缺乏特异性（Yeomans et al.，2002）。精神分裂症患者较为独特的核心症状是注意缺损，这种缺损在强迫症、双相情感障碍等精神疾病中表现并不明显（Ashare et al.，2007）。因此，我们可以引入注意对 PPI 的调节，提高 PPI 对精神分裂症测查的特异性，注意对 PPI 的调节也有可能成为精神分裂症早期诊断和识别的特异性内表型指标和生物标记物。

PPI 作为一种稳定的感觉运动门控测量模型反映了感觉信息加工的抑制控制。本书总结了与门控功能障碍相关的主要精神疾病，包括精神分裂症、Tourette 综合征、强迫症和双相情感障碍患者的 PPI 研究现状。其中，主要的研究集中在精神分裂症谱系的群体中，针对 Tourette 综合征、强迫症和双相情感障碍患者的研究在逐年增多，也有少量研究涉及抑郁症、亨廷顿舞蹈症、自闭症等疾病（Kohl et al.，2013）。研究发现这些精神病患（包括其一级亲属）的 PPI 都存在不同程度的缺失，因此 PPI 可能成为这些疾病临床内表型指标。然而，这也意味着目前 PPI 测试在上述精神疾病中的表现不具有特异性。已有研究显示，5 种主要精神疾病（精神分裂症、双相情感障碍等）遗传关联程度达 17% ~ 28%，因此也可将 PPI 特异性的不足归因于精神疾病共同的遗传变异重叠（Consortium，2013）。

精神疾病诊断治疗中面临的最重要挑战之一是如何找到疾病诊断的客观的生物标记物。PPI 作为一种客观的行为生理学检测方法，有望成为精神疾病诊断的新的生物标记物。但是，PPI 诊断的特异性问题一直困扰着研究者。为了实现 PPI 的临床应用，可以通过两方面途径解决特异性问题。一方面，PPI 可以与其他的神经生理和认知神经测试结合，如事件相关电位（P50，MMN，P3a，N100）、脑磁（MEG）、眼动、功能性核磁共振（fMRI）等联合构建一套系统测查精神疾病的内表型工具。另一方面，可以发展新的 PPI 范式以实现对不同疾病的特异性表达。尽管听觉 PPI 的神经环路位于脑干，但这个环路与感觉皮层、联合皮层、运动系统、边缘系统等都有广泛的联系，进而使得 PPI 受到"自上而下"的调节（综述见 Li et al.，2009）。我们认为，根据不同精神疾病的特点，可以从以下三个方面进行探索。

（1）建立新的包括注意、情绪、运动控制、冲动性等认知成分在内的 PPI 范式。传统的 PPI 测量仅考察了惊反射及对惊反射的抑制，由于涉及的脑结构和功能较为简单，所以造成 PPI 缺乏特异性。在临床上一般利用各个精神疾病的核心症状来进行鉴别诊断。尽管大部分精神疾病患者都表现出 PPI 缺失，但个体间 PPI 缺失情况差异很大。通过解析不同精神疾病的临床特征，引入不同高级认知过程对 PPI 的调节，有针对性地考察精神疾病各认知维度功能水平，可以提高 PPI 对精神疾病测查的特异性。精神分裂症的核心症状之一是注意缺陷，可以采用注意调节 PPI 范式来考察精神分裂症患者的特异性 PPI 缺失。针对 Tourette 综合征患者，可以引入运动控制等条件改进 PPI 范式，以提高对 Tourette 综合征患者的特异性测查。针对 OCD 患者，可以在 PPI 范式中引入包括运动控制、注意、冲动性等认知成分，提高新的 PPI 范式对 OCD 患者的特异性。针对双相情感障碍、抑郁症这类以情感或心境改变为主要特征的精神障碍，引入情绪因素（如恐惧条件化等）对 PPI 的调节，或许能提高此类疾病 PPI 测试的特异性。

（2）考察不同脑区在 PPI 认知调节中的作用。对 PPI 的认知调节是分层次的，涉及包括前额叶、下丘、杏仁核、后顶叶、听皮层等在内的不同脑区（杜忆、李量，2011）。不同精神疾病所涉及的关键脑区不同，每个脑区都有其相对特异的功能，如精神分裂症的关键脑区常被认为是前额叶，而 Tourette 综合征则可能与基底节神经通路失调有关。考察这些脑区在 PPI 自上而下调节中的特异性功能可以为 PPI 对不同疾病的特异性表达提供神经生理前提。但需要注意的是，不能孤立地去认识各个疾病的关键脑区，实际上精神疾病常造成多脑区弥漫性改变，而非仅局限于某一脑区。

（3）考察不同疾病发展和转归过程中 PPI 及 PPI 认知调节的时间动态变化。PPI 和对 PPI 的认知调节都具有时间动态性，不同精神疾病的PPI 改变在时间曲线的模式上可能有所不同。我们可以针对不同的精神疾病，描绘疾病转归过程中的 PPI 动态变化，用以提高不同疾病 PPI 的特异性。

最后，PPI 及 PPI 认知调节的研究意义不仅在于提供了一种可能的

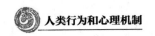

诊断性内表型指标，而且提供了一种转化医学的优良范式（Swerdlow et al.，2014；Swerdlow et al.，2008），这种优势使得 PPI 以及 PPI 认知调节研究可以兼顾动物和人类被试，作为系统考察精神疾病动物模型可靠性以及新型抗精神病药效用的优良范式。

第六节　本书的创新点

本书围绕听觉注意对 PPI 的调节作用及其机制展开，通过引入知觉空间分离去掩蔽这一解决"鸡尾酒会问题"的重要线索，探讨了空间选择性注意对听觉 PPI 的调节。通过人类心理物理学、事件相关电位、临床认知测查、动物行为测量和神经药物局部阻断等方法，系统地研究了感觉门控体系信息加工的层次性及其内在的神经机制。

创新点主要包括以下几点。

（1）实现了动物研究向人类研究的转化和人类研究向动物研究的反向转化。前人的研究证实在动物实验中知觉空间分离可以调节 PPI（Du et al.，2010；Du et al.，2011），本书首次将知觉空间分离对 PPI 的调节应用到人类被试中，并研究其内在的皮层加工机理；之后，本书将人类研究的实验结果进一步应用到动物研究中，并考察关键脑区（后顶叶）在知觉空间分离调节 PPI 中的作用，实现了动物研究向人类研究的转化和人类研究向动物研究的反向转化。本书研究确定了知觉空间分离对 PPI 的调节可以作为人和动物所共有的研究注意对 PPI 调节的范式，为深入考察注意过程和门控机制之间的交互作用以及大脑如何在复杂刺激场景下选择重要信息并抑制无关信息的干扰的神经机制提供了关键的前期研究基础，这对推动对精神分裂症的心理学和神经生物学研究有重要意义。

（2）首次将感觉门控测量的行为模型从四个层次进行展开，包括惊反射测量、对惊反射的 PPI、知觉空间分离对 PPI 的调节以及知觉空间分离对 PPI 调节的空间特异性。从这四个行为层次出发，可以分阶段、分层次地考察注意对感觉门控过程调节的作用及其内在机制。

（3）将人类实验 ERPs 方法和动物实验神经药物局部阻断方法结合，系统探讨了注意对 PPI 调节的内在神经机制。发现知觉空间分离可以增强对目标刺激的皮层表达，且这种增强作用发生在听觉加工的早期阶段（N1 成分，100～200 ms），并且双侧后顶叶在知觉空间分离增强 PPI 中发挥了重要作用。

（4）首次将新的注意调节 PPI 范式应用到慢性精神分裂症患者中，是从基础研究向临床应用研究转化的重要一步。研究发现，精神分裂症患者注意对 PPI 调节的缺失与精神病阳性症状密切相关，这为进一步理解精神分裂症的发病机理和神经生物学机制提供了重要的理论和临床依据。

第七节　未来工作展望

本书以注意对 PPI 的调节作为切入点，集中探讨了大脑在复杂刺激场景中提取重要信息并对抗无关信息干扰的认知加工过程，可以帮助我们理解大脑如何在复杂刺激场景中提取重要信息并对抗干扰信息的影响，同时推动对精神分裂症等精神疾病机理的研究。在此书的研究基础上，可以继续开展以下几个方面的研究。

（1）建立精细化的注意对 PPI 调节作用行为模型。基于上述对 PPI 及其注意调节的认识，可以认为注意对 PPI 的调节并不是笼统的，而是可以细分为对前脉冲刺激特征的注意调节 PPI 和对前脉冲刺激空间的注意调节 PPI 两种形式，并且精细化的注意调节 PPI 缺失能在更大程度上反映精神分裂症疾病的严重程度。因此，可以从多种注意形式调节 PPI 的角度出发，探究多种注意对 PPI 的调节及其内在机制。

（2）系统研究 PPI 对注意自下而上的影响。本书立足点是注意对 PPI 自上而下的调节，不过关于注意的研究发现，知觉等因素对注意存在自下而上的影响，因此未来的工作可以探讨门控过程对注意过程的反向调节作用，以及自上而下的调节和自下而上的调节之间的交互作用。这对我们进一步理解大脑如何在复杂场景中选择信息对抗无关信息的干扰，以及多种信息选择过程的交互作用特点有重要帮助。

（3）探索精神分裂症及高危人群中注意对 PPI 的调节。本书将注意对 PPI 的调节范式应用到了慢性精神分裂症患者这一病患群体中，没有纳入其他的精神分裂症相关群体，也没有排除药物等因素对 PPI 的影响。为了探讨注意调节 PPI 成为精神分裂症诊断的生物标记物的可能性，可以在精神分裂症高危人群（例如精神分裂症的一级亲属）中进行研究。

（4）考察多感觉通道注意对 PPI 的调节作用。本书考察的 PPI 仅限于听觉通道的前脉冲刺激和惊刺激。研究发现，视觉和触觉通道的刺激也可以作为前脉冲刺激引起 PPI。将来的研究可以进一步探索不同感觉通道的前脉冲刺激对 PPI 的影响，以及各种感觉通道的感觉刺激调节 PPI 的交互作用。

（5）深入探讨注意调节 PPI 的神经环路和神经分子学机制。后顶叶和杏仁核都是注意调节 PPI 神经环路中的重要脑区，后顶叶的异常会导致空间分离对 PPI 调节的异常。这种异常可能与杏仁核、后顶叶、听皮层等脑区谷氨酸代谢异常密切相关。在未来的研究中，可以进一步探索知觉空间分离调节 PPI 的分子机制。

（6）将 PPI 作为考察听觉认知加工的重要客观指标。听感觉的 PPI 不仅可以作为考察脑内感觉门控机制的测量指标，也可以作为考察听觉认知加工过程的指标。例如，黄娟等人的动物研究使用 PPI 范式来考察大鼠对听觉相关性信息的加工。一般的行为学研究听觉认知加工问题，需要被试进行口头报告（如言语识别实验）或者按键反应（如原始听觉记忆测量），PPI 可以提供一种客观的不需要口头报告的测量方式，在特殊被试的包含听觉注意的认知测量中起重要作用。

参考文献

外文文献

Aasen, I. , Kolli, L. , & Kumari, V. 2005. "Sex effects in prepulse inhibition and facilitation of the acoustic startle response: implications for pharmacological and treatment studies. " *Journal of Psychopharmacology* 19 (1): 39 – 45.

Adamec, R. 1997. "Transmitter systems involved in neural plasticity undelying increased anxiety and defense—Implications for understanding anxiety following traumatic stress. " *Neuroscience & Biobehavioral Reviews* 21 (6): 755 – 765.

Ahmari, S. E. , Risbrough, V. B. , Geyer, M. A. , & Simpson, H. B. 2012. "Impaired Sensorimotor Gating in Unmedicated Adults with Obsessive – Compulsive Disorder. " *Neuropsychopharmacology* 37 (5): 1216 – 1223.

Allen, A. J. , Griss, M. E. , Folley, B. S. , Hawkins, K. A. , & Pearlson, G. D. 2009. "Endophenotypes in schizophrenia: A selective review. " *Schizophrenia Research* 109 (1): 24 – 37.

Andersen, R. A. 1995. "Encoding of Intention and Spatial Location in the Posterior Parietal Cortex. " *Cerebral Cortex* 5 (5): 457 – 469.

Ashare, R. L. , Hawk, L. W. , & Mazzullo, R. J. 2007. "Motivated attention: Incentive effects on attentional modification of prepulse inhibition." *Psychophysiology* 44（6）：839 – 845.

Ashare, R. L. , Hawk, L. W. , Shiels, K. , Rhodes, J. D. , Pelham, W. E. , & Waxmonsky, J. G. 2010. "Methylphenidate enhances prepulse inhibition during processing of task‐relevant stimuli in attention‐deficit/hyperactivity disorder." *Psychophysiology* 47（5）：838 – 845.

Barrett, S. L. , Kelly, C. , Watson, D. R. , Bell, R. , & King, D. J. 2005. "Normal levels of prepulse inhibition in the euthymic phase of bipolar disorder." *Psychological Medicine* 35（12）：1737 – 1746.

Billings, C. J. , Bennett, K. O. , Molis, M. R. , & Leek, M. R. 2011. "Cortical encoding of signals in noise: effects of stimulus type and recording paradigm." *Ear and Hearing* 32（1）：53.

Billings, C. J. , McMillan, G. P. , Penman, T. M. , & Gille, S. M. 2013. "Predicting perception in noise using cortical auditory evoked potentials." *Journal of the Association for Research in Otolaryngology* 14（6）：891 – 903.

Billings, C. J. , Tremblay, K. L. , Souza, P. E. , & Binns, M. A. 2007. "Effects of hearing aid amplification and stimulus intensity on cortical auditory evoked potentials." *Audiology and Neurotology* 12（4）：234 – 246.

Blumenthal, T. D. , Noto, J. V. , Fox, M. A. , & Franklin, J. C. 2006. "Background noise decreases both prepulse elicitation and inhibition of acoustic startle blink responding." *Biological Psychology* 72（2）：173 – 179.

Bradley, M. M. , Codispoti, M. , & Lang, P. J. 2006. "A multi‐process account of startle modulation during affective perception." *Psychophysiology* 43（5）：486 – 497.

Bradley, M. M. , Cuthbert, B. N. , & Lang, P. J. 1993. "Pictures as prepulse: Attention and emotion in startle modification." *Psychophysiology* 30（5）：541 – 545.

Braff, D. , Stone, C. , Callaway, E. , Geyer, M. , Glick, I. , & Bali, L. 1978. "Prestimulus effects on human startle reflex in normals and *schizophrenics.* " *Psychophysiology* 15 (4): 339 – 343.

Braff, D. L. 1993. "Information processing and attention dysfunctions in schizophrenia. " *Schizophrenia Bulletin* 19 (2): 233 – 259.

Braff, D. L. , & Geyer, M. A. 1990. "Sensorimotor Gating and Schizophrenia: Human and Animal Model Studies. " *Archives of General Psychiatry* 47 (2): 181 – 188.

Braff, D. L. , Geyer, M. A. , Light, G. A. , Sprock, J. , Perry, W. , Cadenhead, K. S. , & Swerdlow, N. R. 2001a. "Impact of prepulse characteristics on the detection of sensorimotor gating deficits in schizophrenia. " *Schizophrenia Research* 49 (1): 171 – 178.

Braff, D. L. , Geyer, M. A. , & Swerdlow, N. R. 2001b. "Human studies of prepulse inhibition of startle: normal subjects, patient groups, and pharmacological studies. " *Psychopharmacology* 156 (2/3): 234 – 258.

Braff, D. L. , & Light, G. A. 2004. "Preattentional and attentional cognitive deficits as targets for treating schizophrenia. " *Psychopharmacology* 174 (1): 75 – 85.

Braff, D. L. , Swerdlow, N. R. , & Geyer, M. A. 1999. "Symptom correlates of prepulse inhibition deficits in male schizophrenic patients. " *American Journal of Psychiatry* 156, 596 – 602.

Brungart, D. S. , & Simpson, B. D. 2002. "The effects of spatial separation in distance on the informational and energetic masking of a nearby speech signal. " *The Journal of the Acoustical Society of America* 112 (2): 664 – 676.

Bucci, D. J. 2009. "Posterior parietal cortex: an interface between attention and learning?" *Neurobiology of Learning and Memory* 91 (2): 114 – 120.

Buchanan, R. W. , Kreyenbuhl, J. , Kelly, D. L. , Noel, J. M. , Boggs, D. L. , Fischer, B. A. , Himelhoch, S. , Fang, B. , Peterson, E. , & Aquino, P. R. 2009. "The 2009 schizophrenia PORT psychopharmacological treatment recommendations and summary statements. " *Schizophrenia Bulletin* 36

(1), 71 – 93.

Cadenhead, K. S., Geyer, M. A., & Braff, D. L. 1993. "Impaired startle prepulse inhibition and habituation in patients with schizotypal personality disorder." *American Journal of Psychiatry* 150: 1862 – 1862.

Cadenhead, K. S., Swerdlow, N. R., Shafer, K. M., Diaz, M., & Braff, D. L. 2000. "Modulation of the startle response and startle laterality in relatives of schizophrenic patients and in subjects with schizotypal personality disorder: evidence of inhibitory deficits." *American Journal of Psychiatry* 157 (10): 1660 – 1668.

Carlson, S., & Willott, J. F. 1996. "The behavioral salience of tones as indicated by prepulse inhibition of the startle response: Relationship to hearing loss and central neural plasticity in C57BL/6J mice." *Hearing Research* 99 (1): 168 – 175.

Carter, C. S., Barch, D. M., Buchanan, R. W., Bullmore, E., Krystal, J. H., Cohen, J., Geyer, M., Green, M., Nuechterlein, K. H., & Robbins, T. 2008. "Identifying cognitive mechanisms targeted for treatment development in schizophrenia: An overview of the first meeting of the Cognitive Neuroscience Treatment Research to Improve Cognition in Schizophrenia Initiative." *Biological Psychiatry* 64 (1): 4 – 10.

Chen, J., He, Y., Zhu, Z., Zhou, T., Peng, Y., Zhang, X., & Fang, F. 2014. "Attention – dependent early cortical suppression contributes to crowding." *The Journal of Neuroscience* 34 (32): 10465 – 10474.

Cherry, C. 1953. "The Cocktail Party Problem." *Journal of the Acoustical Society of America* 25: 975 – 979.

Chudasama, Y., & Robbins, T. 2004. "Psychopharmacological approaches to modulating attention in the five – choice serial reaction time task: implications for schizophrenia." *Psychopharmacology* 174 (1): 86 – 98.

Clifton, R. K. 1987. "Breakdown of echo suppression in the precedence *effect.* " *The Journal of the Acoustical Society of America* 82 (5): 1834 – 1835.

Colby, C. L., & Goldberg, M. E. 1999. " Space and attention in parietal cortex. " *Annual Review of Neuroscience* 22 (1): 319 – 349.

Consortium, C. – D. G. o. t. P. G. 2013. " Genetic relationship between five psychiatric disorders estimated from genome – wide SNPs. " *Nature Genetics* 45 (9): 984 – 994.

Csomor, P. A., Preller, K. H., Geyer, M. A., Studerus, E., Huber, T., & Vollenweider, F. X. 2014. " Influence of aripiprazole, risperidone, and amisulpride on sensory and sensorimotor gating in healthy ' low and high gating ' humans and relation to psychometry. " *Neuropsychopharmacology* 39 (10): 2485 – 2496.

Dalmaso, M., Galfano, G., Tarqui, L., Forti, B., & Castelli, L. 2013. " Is social attention impaired in schizophrenia? Gaze, but not pointing gestures, is associated with spatial attention deficits. " *Neuropsychology* 27 (5): 608.

Davis, M., & Gendelman, P. M. 1977. " Plasticity of the acoustic startle response in the acutely decerebrate rat. " *Journal of Comparative and Physiological Psychology* 91 (3): 549.

Dawson, M. E., Hazlett, E. A., Filion, D. L., Nuechterlein, K. H., & Schell, A. M. 1993. " Attention and schizophrenia: impaired modulation of the startle reflex. " *Journal of Abnormal Psychology* 102 (4): 633 – 641.

Dawson, M. E., Schell, A. M., Hazlett, E. A., Nuechterlein, K. H., & Filion, D. L. 2000. " On the clinical and cognitive meaning of impaired sensorimotor gating in schizophrenia. " *Psychiatry Research* 96 (3): 187 – 197.

De Leeuw, A. S., Oranje, B., van Megen, H. J., Kemner, C., & Westenberg, H. G. 2010. " Sensory gating and sensorimotor gating in medication – free obsessive – compulsive disorder patients. " *International*

Clinical Psychopharmacology 25 （4）: 232 – 240.

Du, Y. , Li, J. Y. , Wu, X. H. , & Li, L. 2009. "Precedence – effect – induced enhancement of prepulse inhibition in socially reared but not isolation – reared rats. " *Cogn Affect Behav Neurosci* 9 : 44 – 58.

Du, Y. , Wang, Q. , Zhang, Y. , Wu, X. , & Li, L. 2012. "Perceived target – masker separation unmasks responses of lateral amygdala to the emotionally conditioned target sounds in awake rats. " *Neuroscience* 225 : 249 – 257.

Du, Y. , Wu, X. , & Li, L. 2010. "Emotional learning enhances stimulus – specific top – down modulation of sensorimotor gating in socially reared rats but not isolation – reared rats. " *Behavioural Brain Research* 206 （2）: 192 – 201.

Du, Y. , Wu, X. , & Li, L. 2011. "Differentially organized top – down modulation of prepulse inhibition of startle. " *The Journal of Neuroscience* 31 （38）: 13644 – 13653.

Falls, W. , Miserendino, M. , & Davis, M. 1992. "Extinction of fear – potentiated startle: blockade by infusion of an NMDA antagonist into the amygdala. " *The Journal of Neuroscience* 12 （3）: 854 – 863.

Fendt, M. , & Koch, M. 2013. "Translational value of startle modulations. " *Cell and Tissue Research* : 1 – 9.

Filion, D. L. , Dawson, M. E. , & Schell, A. M. 1993. "Modification of the acoustic startle – reflex eyeblink: A tool for investigating early and late attentional processes. " *Biological Psychology* 35 （3）: 185 – 200.

Filion, D. L. , Dawson, M. E. , & Schell, A. M. 1998. "The psychological significance of human startle eyeblink modification: A review. " *Biological Psychology* 47 （1）: 1 – 44.

Fink, G. , Dolan, R. , Halligan, P. , Marshall, J. , & Frith, C. 1997. "Space – based and object – based visual attention: shared and specific neural *domains.*" *Brain* 120 (11): 2013 – 2028.

Fone, K. C. F. , & Porkess, M. V. 2008. "Behavioural and neurochemical effects of post – weaning social isolation in rodents—Relevance to developmental neuropsychiatric disorders. " *Neuroscience & Biobehavioral Reviews* 32 (6): 1087 – 1102.

Fontanez – Nuin, D. E. , Santini, E. , Quirk, G. J. , & Porter, J. T. 2011. "Memory for Fear Extinction Requires mGluR5 – Mediated Activation of Infralimbic Neurons. " *Cerebral Cortex* 21 (3): 727 – 735.

Foss, J. A. , Ison, J. R. , Torre, J. P. , & Wansack, S. 1989. "The acoustic startle response and disruption of aiming: II. Modulation by forewarning and preliminary stimuli. " *Human Factors: The Journal of the Human Factors and Ergonomics Society* 31 (3): 319 – 333.

Fox, M. T. , Barense, M. D. , & Baxter, M. G. 2003. "Perceptual attentional set – shifting is impaired in rats with neurotoxic lesions of posterior parietal cortex. " *The Journal of Neuroscience* 23 (2): 676 – 681.

Franklin, J. C. , Moretti, N. A. , & Blumenthal, T. D. 2007. "Impact of stimulus signal – to – noise ratio on prepulse inhibition of acoustic startle. " *Psychophysiology* 44 (2): 339 – 342.

Freyman, R. L. , Balakrishnan, U. , & Helfer, K. S. 2001. "Spatial release from informational masking in speech recognition. " *The Journal of the Acoustical Society of America* 109 (5): 2112 – 2122.

Freyman, R. L. , Balakrishnan, U. , & Helfer, K. S. 2004. "Effect of number of masking talkers and auditory priming on informational masking in speech recognition. " *The Journal of the Acoustical Society of America* 115 (5): 2246 – 2256.

Freyman, R. L. , Balakrishnan, U. , & Helfer, K. S. 2008. "Spatial release from masking with noise – vocoded speech. " *The Journal of the Acoustical Society of America* 124 (3): 1627 – 1637.

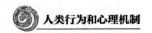

Freyman, R. L. , Clifton, R. K. , & Litovsky, R. Y. 1991. "Dynamic processes in the precedence effect. " *The Journal of the Acoustical Society of America* 90: 874.

Freyman, R. L. , Helfer, K. S. , McCall, D. D. , & Clifton, R. K. 1999. "The role of perceived spatial separation in the unmasking of speech. " *The Journal of the Acoustical Society of America* 106 (6): 3578 – 3588.

Fritz, J. B. , Elhilali, M. , David, S. V. , & Shamma, S. A. 2007. "Auditory attention – focusing the searchlight on sound. " *Current Opinion in Neurobiology* 17 (4): 437 – 455.

Göbel, S. M. , Calabria, M. , Farnè, A. , & Rossetti, Y. 2006. "Parietal rTMS distorts the mental number line: simulating 'spatial' neglect in healthy subjects. " *Neuropsychologia* 44 (6): 860 – 868.

Gao, Y. , Cao, S. , Qu, T. , Wu, X. , Li, H. , Zhang, J. , & Li, L. 2014. "Voice – associated static face image releases speech from informational masking. " *PsyCh Journal* 3 (2): 113 – 120.

Gastambide, F. , Cotel, M. – C. , Gilmour, G. , O 'Neill, M. J. , Robbins, T. W. , & Tricklebank, M. D. 2012. "Selective remediation of reversal learning deficits in the neurodevelopmental MAM model of schizophrenia by a novel mGlu5 positive allosteric modulator. " *Neuropsychopharmacology* 37 (4): 1057 – 1066.

Geyer, M. A. , Krebs – Thomson, K. , Braff, D. L. , & Swerdlow, N. R. 2001. "Pharmacological studies of prepulse inhibition models of sensorimotor gating deficits in schizophrenia: a decade in review. " *Psychopharmacology* 156 (2/3): 117 – 154.

Giakoumaki, S. G. , Roussos, P. , Rogdaki, M. , Karli, C. , Bitsios, P. , & Frangou, S. 2007. "Evidence of disrupted prepulse inhibition in unaffected siblings of bipolar disorder patients. " *Biological Psychiatry* 62 (12): 1418 – 1422.

Gilmour, G. , Arguello, A. , Bari, A. , Brown, V. J. , Carter, C. , Floresco, S. B. , Jentsch, D. J. , Tait, D. S. , Young, J. W. , & Robbins, T. W. 2013. "Measuring the construct of executive control in schizophrenia: defining and validating translational animal paradigms for discovery research. " *Neuroscience & Biobehavioral Reviews* 37 (9): 2125 – 2140.

Gogos, A. , van den Buuse, M. , & Rossell, S. 2009. "Gender differences in prepulse inhibition (PPI) in bipolar disorder: men have reduced PPI, women have increased PPI. " *The International Journal of Neuropsychopharmacology* 12 (9): 1249 – 1259.

Graham, F. 1975. "The more or less startling effects of weak prestimulation. " *Psychophysiology* 12: 238 – 248.

Grillon, C. , Ameli, R. , Charney, D. S. , Krystal, J. , & Braff, D. 1992. "Startle gating deficits occur across prepulse intensities in schizophrenic patients. " *Biological Psychiatry* 32 (10): 939 – 943.

Guillem, F. , Bicu, M. , Pampoulova, T. , Hooper, R. , Bloom, D. , Wolf, M. – A. , Messier, J. , Desautels, R. , Todorov, C. , & Lalonde, P. 2003. "The cognitive and anatomo – functional basis of reality distortion in schizophrenia: A view from memory event – related potentials. " *Psychiatry Research* 117 (2): 137 – 158.

Hamm, A. O. , Weike, A. I. , & Schupp, H. T. 2001. "The effect of neuroleptic medication on prepulse inhibition in schizophrenia patients: current status and future issues. " *Psychopharmacology* 156 (2 – 3): 259 – 265.

Hammer, T. B. , Oranje, B. , Fagerlund, B. , Bro, H. , & Glenthøj, B. Y. 2011. "Stability of prepulse inhibition and habituation of the startle reflex in schizophrenia: A 6 – year follow – up study of initially antipsychotic – naive, first – episode schizophrenia patients. " *The International Journal of Neuropsychopharmacology* 14 (07): 913 – 925.

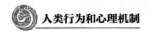

Hazlett, E. A., Levine, J., Buchsbaum, M. S., Silverman, J. M., New, A., Sevin, E. M., Maldari, L. A., & Siever, L. J. 2003. "Deficient attentional modulation of the startle response in patients with schizotypal personality disorder. " *American Journal of Psychiatry* 160 (9): 1621 – 1626.

Hazlett, E. A., Romero, M. J., Haznedar, M. M., New, A. S., Goldstein, K. E., Newmark, R. E., Siever, L. J., & Buchsbaum, M. S. 2007. "Deficient attentional modulation of startle eyeblink is associated with symptom severity in the schizophrenia spectrum. " *Schizophrenia Research* 93 (1 – 3): 288 – 295.

Helfer, K. S., & Freyman, R. L. 2008. "Aging and speech – on – speech masking. " *Ear and Hearing* 29 (1): 87.

Hoenig, K., Hochrein, A., Quednow, B. B., Maier, W., & Wagner, M. 2005. "Impaired prepulse inhibition of acoustic startle in obsessive – compulsive disorder. " *Biological Psychiatry* 57 (10): 1153 – 1158.

Hoffman, H. S., & Fleshler, M. 1963. "Startle reaction: Modification by background acoustic stimulation. " *Science* 141 (3584): 928 – 930.

Hoffman, H. S., & Ison, J. R. 1980. "Reflex modification in the domain of startle: I. Some empirical findings and their implications for how the nervous system processes sensory input. " *Psychological Review* 87: 175 – 189.

Hoffman, H. S., & Overman Jr, W. 1971. "Performance disruption by startle – eliciting acoustic stimuli. " *Psychonomic Science* 24 (5): 233 – 235.

Hoffman, H. S., & Searle, J. L. 1965. "Acoustic variables in the modification of startle reaction in the rat. " *Journal of Comparative and Physiological Psychology* 60 (1): 53.

Hong, L. E., Summerfelt, A., Mitchell, B. D., McMahon, R. P., Wonodi, I., Buchanan, R. W., & Thaker, G. K. 2008. "Sensory gating endophenotype based on its neural oscillatory pattern and heritability estimate. " *Archives of General Psychiatry* 65 (9): 1008 – 1016.

Horner, R. L. , Sanford, L. D. , Pack, A. I. , & Morrison, A. R. 1997. "Activation of a distinct arousal state immediately after spontaneous awakening from sleep. " *Brain Research* 778 (1): 127 – 134.

Huang, J. , Yang, Z. , Ping, J. , Liu, X. , Wu, X. , & Li, L. 2007. "The influence of the perceptual or fear learning on rats' prepulse inhibition induced by changes in the correlation between two spatially separated noise sounds. " *Hearing Research* 223 (1): 1 – 10.

Huang, Y. , Huang, Q. , Chen, X. , Qu, T. , Wu, X. , & Li, L. 2008a. "Perceptual integration between target speech and target – speech reflection reduces masking for target – speech recognition in younger adults and older adults. " *Hearing Research* 244 (1): 51 – 65.

Huang, Y. , Kong, L. , Fan, S. , Wu, X. , & Li, L. 2008b. "Both frequency and interaural delay affect event – related potential responses to binaural gap. " *Neuroreport* 19 (17): 1673 – 1678.

Huang, Y. , Wu, X. , & Li, L. 2009. "Detection of the break in interaural correlation is affected by interaural delay, aging, and center frequency. " *The Journal of the Acoustical Society of America* 126: 300.

Huggenberger, H. J. , Suter, S. E. , Blumenthal, T. D. , & Schachinger, H. 2011. "Pre - and perinatal predictors of startle eye blink reaction and prepulse inhibition in healthy neonates. " *Psychophysiology* 48 (7): 1004 – 1010.

Ison, J. R. , Bowen, G. P. , Pak, J. , & Gutierrez, E. 1997. "Changes in the strength of prepulse inhibition with variation in the startle baseline associated with individual differences and with old age in rats and mice. " *Psychobiology* 25 (3): 266 – 274.

Ivleva, E. I. , Moates, A. F. , Hamm, J. P. , Bernstein, I. H. , O' Neill, H. B. , Cole, D. , Clementz, B. A. , Thaker, G. K. , & Tamminga, C.

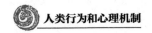

A. 2014. "Smooth pursuit eye movement, prepulse inhibition, and auditory paired stimuli processing endophenotypes across the schizophrenia – bipolar disorder psychosis dimension. " *Schizophrenia Bulletin* 40 (3): 642 –652.

Javitt, D. C. , Spencer, K. M. , Thaker, G. K. , Winterer, G. , & Hajós, M. 2008. "Neurophysiological biomarkers for drug development in schizophrenia. " *Nature Reviews Drug Discovery* 7 (1): 68 –83.

Kelly, J. B. 1974. "Localization of paired sound sources in the rat: small time differences. " *The Journal of the Acoustical Society of America* 55 (6): 1277 –1284.

Kesner, R. P. , & Long, J. M. 1998. "Parietal cortex and a spatial cognitive map. " *Psychobiology* 26 (2): 162 –166.

Kim, Y. –H. , Min, S. –J. , Ko, M. –H. , Park, J. –W. , Jang, S. H. , & Lee, P. K. 2005. "Facilitating visuospatial attention for the contralateral hemifield by repetitive TMS on the posterior parietal cortex. " *Neuroscience Letters* 382 (3): 280 –285.

King, R. , & Corwin, J. V. 1992. "Spatial deficits and hemispheric asymmetries in the rat following unilateral and bilateral lesions of posterior parietal or medial agranular cortex. " *Behavioural Brain Research* 50 (1 – 2): 53 –68.

Kohl, S. , Heekeren, K. , Klosterkötter, J. , & Kuhn, J. 2013. "Prepulse inhibition in psychiatric disorders – Apart from schizophrenia. " *Journal of Psychiatric Research*: 445 –452.

Kreibig, S. D. , Wilhelm, F. H. , Roth, W. T. , & Gross, J. J. 2011. "Affective modulation of the acoustic startle: Does sadness engage the defensive system?" *Biological Psychology* 87 (1): 161 –163.

Kumari, V. , Das, M. , Zachariah, E. , Ettinger, U. , & Sharma, T. 2005. "Reduced prepulse inhibition in unaffected siblings of schizophrenia patients. " *Psychophysiology* 42 (5): 588 –594.

Kumari, V. , Fannon, D. , Sumich, A. L. , & Sharma, T. 2007. "Startle gating in antipsychotic – naive first episode schizophrenia patients: one ear is better than two. " *Psychiatry Research* 151 (1 – 2): 21 – 28.

Kumari, V. , Soni, W. , & Sharma, T. 2001. "Influence of cigarette smoking on prepulse inhibition of the acoustic startle response in schizophrenia. " *Human Psychopharmacology: Clinical and Experimental* 16 (4): 321 – 326.

Lapiz, M. D. S. , Fulford, A. , Muchimapura, S. , Mason, R. , Parker, T. , & Marsden, C. A. 2003. "Influence of Postweaning Social Isolation in the Rat on Brain Development, Conditioned Behavior, and Neurotransmission. " *Neuroscience and Behavioral Physiology* 33 (1): 13 – 29.

Lehman, A. , Lieberman, J. , Dixon, L. , McGlashan, T. , Miller, A. , & Perkins, D. 2004. "Kreyenbuhl J; American Psychiatric Association; Steering Committee on Practice Guidelines: Practice guideline for the treatment of patients with schizophrenia. " *American Journal of Psychiatry* 161 (Suppl 2): 1 – 56.

Lei, M. , Luo, L. , Qu, T. , Jia, H. , & Li, L. 2014. "Perceived location specificity in perceptual separation – induced but not fear conditioning – induced enhancement of prepulse inhibition in rats. " *Behavioural Brain Research* 269: 87 – 94.

Leucht, S. , Samara, M. , Heres, S. , Patel, M. X. , Woods, S. W. , & Davis, J. M. 2014. "Dose equivalents for second – generation antipsychotics: the minimum effective dose method. " *Schizophrenia Bulletin* 40 (2): 314 – 326.

Li, H. , Kong, L. , Wu, X. , & Li, L. 2013. "Primitive auditory memory is correlated with spatial unmasking that is based on direct – reflection igcntegration. " *PloSone*8 (4): e63106.

Li, L. , Du, Y. , Li, N. , Wu, X. , & Wu, Y. 2009. "Top – down

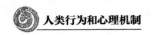

modulation of prepulse inhibition of the startle reflex in humans and rats. " *Neuroscience & Biobehavioral Reviews* 33 （8）: 1157 – 1167.

Li, L. , Huang, J. , Wu, X. , Qi, J. G. , & Schneider, B. A. 2009. "The effects of aging and interaural delay on the detection of a break in the interaural correlation between two sounds. " *Ear and Hearing* 30 （2）: 273 – 286.

Li, L. , Qi, J. G. , He, Y. , Alain, C. , & Schneider, B. A. 2005. "Attribute capture in the precedence effect for long-duration noise sounds. " *Hearing Research* 202 （1 – 2）: 235 – 247.

Li, L. , & Yeomans, J. S. 1999. "Summation between acoustic and trigeminal stimuli evoking startle. " *Neuroscience* 90 （1）: 139 – 152.

Li, M. , Xue, X. , Shao, S. , Shao, F. , & Wang, W. 2013. "Cognitive, emotional and neurochemical effects of repeated maternal separation in adolescent rats. " *Brain Research* 1518: 82 – 90.

Li, N. X. , Ping, J. , Wu, R. , Wang, C. , Wu, X. , & Li, L. 2008. "Auditory fear conditioning modulates prepulse inhibition in socially reared rats and isolation – reared rats. " *Behavioral Neuroscience* 122 （1）: 107 – 118.

Light, G. A. , & Braff, D. L. 2003. "Sensory gating deficits in schizophrenia: can we parse the effects of medication, nicotine use, and changes in clinical status?" *Clinical Neuroscience Research* 3 （1）: 47 – 54.

Light, G. A. , & Swerdlow, N. R. （2014）. "Neurophysiological biomarkers informing the clinical neuroscience of schizophrenia: Mismatch negativity and prepulse inhibition of startle " *Electrophysiology and Psychophysiology in Psychiatry and Psychopharmacology* （Springer）: 293 – 314.

Light, G. A. , Swerdlow, N. R. , Rissling, A. J. , Radant, A. , Sugar, C. A. , Sprock, J. , Pela, M. , Geyer, M. A. , & Braff, D. L. 2012. "Characterization of neurophysiologic and neurocognitive biomarkers for use in genomic and clinical outcome studies of schizophrenia. " *PloSone* 7

（7）: e39434.

Litovsky, R. Y. , Colburn, H. S. , Yost, W. A. , & Guzman, S. J. 1999. "The precedence effect. " *The Journal of the Acoustical Society of America* 106 （4）: 1633 – 1654.

Logan, G. D. 1996. "The CODE theory of visual attention: An integration of space – based and object – based attention. " *Psychological Review* 103 （4）: 603 – 649.

Lustig, C. , Kozak, R. , Sarter, M. , Young, J. , & Robbins, T. 2013. "CNTRICS final animal model task selection: control of attention. " *Neuroscience & Biobehavioral Reviews* 37 （9）: 2099 – 2110.

Müller, N. G. , & Kleinschmidt, A. 2003. "Dynamic interaction of object – and space – based attention in retinotopic visual areas. " *The Journal of Neuroscience* 23 （30）: 9812 – 9816.

Mar, A. , Alsiö, J. , Haddenhorst, A. , Wallis, C. , Trecker, A. , Saksida, L. , Bussey, T. , & Robbins, T. （2012） . *Assessment of behavioural flexibility and executive function using novel touch screen paradigms.* Paper presented at the Proceedings of Measuring Behavior.

Marder, S. R. , Fenton, W. , Youens, K. , & Tamminga, C. A. 2004. "Schizophrenia, IX: cognition in schizophrenia – the MATRICS initiative. " *The American journal of psychiatry* 161 （1） .

Maren, S. 2011. "Seeking a spotless mind: Extinction, deconsolidation, and erasure of fear memory. " *Neuron* 70 （5）: 830 – 845.

Maunsell, J. H. , & Treue, S. 2006. "Feature – based attention in visual cortex. " *Trends in Neurosciences* 29 （6）: 317 – 322.

Milad, M. R. , & Quirk, G. J. 2002. "Neurons in medial prefrontal cortex signal memory for fear extinction. " *Nature* 420 （6911）: 70 – 74.

Mitchell, J. F. , Stoner, G. R. , & Reynolds, J. H. 2004. "Object – based attention determines dominance in binocular rivalry. " *Nature* 429

(6990): 410 – 413.

Näätänen, R. , Gaillard, A. W. , & Mäntysalo, S. 1978. "Early selective – attention effect on evoked potential reinterpreted. " *Acta Psychologica* 42 (4): 313 – 329.

Park, S. , & Holzman, P. S. 1992. "Schizophrenics show spatial working memory deficits. " *Archives of General Psychiatry* 49 (12): 975.

Park, S. , Püschel, J. , Sauter, B. H. , Rentsch, M. , & Hell, D. 2002. "Spatial selective attention and inhibition in schizophrenia patients during acute psychosis and at 4 – month follow – up. " *Biological Psychiatry* 51 (6): 498 – 506.

Patel, M. X. , Arista, I. A. , Taylor, M. , & Barnes, T. R. 2013. "How to compare doses of different antipsychotics: A systematic review of methods. " *Schizophrenia Research* 149 (1): 141 – 148.

Paxinos, G. , & Watson, C. (2006). *The rat brain in stereotaxic coordinates: hard cover edition:* Access Online via Elsevier.

Perez, V. B. , Swerdlow, N. R. , Braff, D. L. , Näätänen, R. , & Light, G. A. 2014. "Using biomarkers to inform diagnosis, guide treatments and track response to interventions in psychotic illnesses. " *Biomarkers in medicine* 8 (1): 9 – 14.

Phillips, M. , Langley, R. , Bradshaw, C. , & Szabadi, E. 2000. "The effects of some antidepressant drugs on prepulse inhibition of the acoustic startle (eyeblink) response and the N1/P2 auditory evoked response in man. " *Journal of Psychopharmacology* 14 (1): 40 – 45.

Picton, T. , & Hillyard, S. 1974. "Human auditory evoked potentials. II: Effects of attention. " *Electroencephalography and Clinical Neurophysiology* 36: 191 – 200.

Quirk, G. J. , Armony, J. L. , & LeDoux, J. E. 1997. "Fear conditioning enhances different temporal components of tone – evoked spike trains in auditory cortex and lateral amygdala. " *Neuron* 19 (3): 613 – 624.

Röskam, S. , & Koch, M. 2006. "Enhanced prepulse inhibition of startle using salient prepulses in rats. " *International Journal of Psychophysiology* 60 (1): 10 – 14.

Rajji, T. K. , & Mulsant, B. H. 2008. "Nature and course of cognitive function in late – life schizophrenia: A systematic review. " *Schizophrenia Research* 102 (1): 122 – 140.

Rakerd, B. , Aaronson, N. L. , & Hartmann, W. M. 2006. "Release from speech – on – speech masking by adding a delayed masker at a different location. " *The Journal of the Acoustical Society of America* 119 (3): 1597 – 1605.

Reep, R. , Chandler, H. , King, V. , & Corwin, J. 1994. "Rat posterior parietal cortex: topography of corticocortical and thalamic connections. " *Experimental Brain Research* 100 (1): 67 – 84.

Reep, R. L. , & Corwin, J. V. 2009. "Posterior parietal cortex as part of a neural network for directed attention in rats. " *Neurobiology of Learning and Memory* 91 (2): 104 – 113.

Rich, B. A. , Vinton, D. , Grillon, C. , Bhangoo, R. K. , & Leibenluft, E. 2005. "An investigation of prepulse inhibition in pediatric bipolar disorder. " *Bipolar Disorders* 7 (2): 198 – 203.

Roelfsema, P. R. , Lamme, V. A. , & Spekreijse, H. 1998. "Object – based attention in the primary visual cortex of the macaque monkey. " *Nature* 395 (6700): 376 – 381.

Samson, R. D. , & Paré, D. 2005. "Activity – dependent synaptic plasticity in the central nucleus of the amygdala. " *The Journal of Neuroscience* 25 (7): 1847 – 1855.

Sarter, M. , Hasselmo, M. E. , Bruno, J. P. , & Givens, B. 2005. "Unraveling the attentional functions of cortical cholinergic inputs:

interactions between signal – driven and cognitive modulation of signal detection. " *Brain Research Reviews*48 （1）: 98 – 111.

Scholes, K. E. , & Martin – Iverson, M. T. 2010. "Disturbed prepulse inhibition in patients with schizophrenia is consequential to dysfunction of selective attention. " *Psychophysiology* 47 （2）: 223 – 235.

Shalev, A. Y. , Peri, T. , Brandes, D. , Freedman, S. , Orr, S. P. , & Pitman, R. K. 2000. "Auditory startle response in trauma survivors with posttraumatic stress disorder: A prospective study. " *American Journal of Psychiatry* 157 （2）, 255 – 261.

Si, T. 2004. "The reliability, validity of PANSS and its implication. " *Chinese Mental Health Journal*18 （1）: 45 – 47.

Smith, C. W. , & Cornblatt, B. 2005. "Attention deficits in the development of schizophrenia: Recent evidence from genetic high – risk and prodromal studies. " *Current Psychosis & Therapeutics Reports* 3 （4）: 152 – 156.

Snitz, B. E. , MacDonald, A. W. , & Carter, C. S. 2006. "Cognitive deficits in unaffected first – degree relatives of schizophrenia patients: a meta – analytic review of putative endophenotypes. " *Schizophrenia Bulletin* 32 （1）: 179 – 194.

Swerdlow, N. , Hartston, H. , & Zinner, S. 1997. "Sensorimotor gating deficits in obsessive compulsive disorder （OCD）: Lateralized findings. " *Biological Psychiatry* 41: 83S.

Swerdlow, N. , Zinner, S. , Hartston, H. , Filion, D. , & Magulac, M. 1994. "Central inhibitory deficits in OCD and Tourette syndrome. " *Biological Psychiatry* 35 （9）: 664.

Swerdlow, N. R. 2012. "Update: Studies of prepulse inhibition of startle, with particular relevance to the pathophysiology or treatment of Tourette Syndrome. " *Neuroscience & Biobehavioral Reviews* 37 （6）, 1150 –

1156.

Swerdlow, N. R. , Hartman, P. L. , & Auerbach, P. P. 1997. "Changes in sensorimotor inhibition across the menstrual cycle: implications for neuropsychiatric disorders. " *Biological Psychiatry* 41 (4): 452 – 460.

Swerdlow, N. R. , Hartston, H. J. , & Hartman, P. L. 1999. "Enhanced visual latent inhibition in obsessive – compulsive disorder. " *Biological Psychiatry* 45 (4): 482 – 488.

Swerdlow, N. R. , Light, G. A. , Cadenhead, K. S. , Sprock, J. , Hsieh, M. H. , & Braff, D. L. 2006. "Startle gating deficits in a large cohort of patients with schizophrenia: Relationship to medications, symptoms, neurocognition, and level of function. " *Archives of General Psychiatry* 63 (12): 1325 – 1335.

Swerdlow, N. R. , Light, G. A. , Sprock, J. , Calkins, M. E. , Green, M. F. , Greenwood, T. A. , Gur, R. E. , Gur, R. C. , Lazzeroni, L. C. , & Nuechterlein, K. H. 2014. "Deficient prepulse inhibition in schizophrenia detected by the multi – site COGS. " *Schizophrenia Research* 152 (2): 503 – 512.

Swerdlow, N. R. , Weber, M. , Qu, Y. , Light, G. A. , & Braff, D. L. 2008. "Realistic expectations of prepulse inhibition in translational models for schizophrenia research. " *Psychopharmacology* 199 (3): 331 – 388.

Treisman, A. 1998. " Feature binding, attention and object perception. " *Philosophical Transactions of the Royal Society of London. Series B:* *Biological Sciences* 353 (1373): 1295 – 1306.

Tremblay, K. , Kraus, N. , McGee, T. , Ponton, C. , & Otis, B. 2001. "Central auditory plasticity: changes in the N1 – P2 complex after speech – sound training. " *Ear and Hearing* 22 (2): 79 – 90.

Treue, S. , & Trujillo, J. C. M. 1999. "Feature – based attention influences motion processing gain in macaque visual cortex. " *Nature* 399

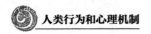

（6736）：575－579.

Turner, J. G. , Brozoski, T. J. , Bauer, C. A. , Parrish, J. L. , Myers, K. , Hughes, L. F. , & Caspary, D. M. 2006. "Gap detection deficits in rats with tinnitus: a potential novel screening tool." *Behavioral Neuroscience* 120 （1）：188.

Ungerleider, S. K. , & Leslie, G. 2000. "Mechanisms of visual attention in the human cortex." *Annual Review of Neuroscience* 23 （1）：315－341.

Vrana, S. R. , Calhoun, P. S. , McClernon, F. J. , Dennis, M. F. , Lee, S. T. , & Beckham, J. C. 2013. "Effects of smoking on the acoustic startle response and prepulse inhibition in smokers with and without posttraumatic stress disorder." *Psychopharmacology* 230 （3）：477－485.

Wallach, H. , Newman, E. B. , & Rosenzweig, M. R. 1949. "The precedence effect in sound localization." *The American Journal of Psychology* 62 （3）：315－336.

Weike, A. I. , Bauer, U. , & Hamm, A. O. 2000. "Effective neuroleptic medication removes prepulse inhibition deficits in schizophrenia patients." *Biological Psychiatry* 47 （1）：61－70.

Weiss, I. C. , Domeney, A. M. , Moreau, J.－L. , Russig, H. , & Feldon, J. 2001. "Dissociation between the effects of pre－weaning and/or post－weaning social isolation on prepulse inhibition and latent inhibition in adult Sprague－Dawley rats." *Behavioural Brain Research* 121 （1－2）：207－218.

Weiss, I. C. , Pryce, C. R. , Jongen－Rêlo, A. L. , Nanz－Bahr, N. I. , & Feldon, J. 2004. "Effect of social isolation on stress－related behavioural and neuroendocrine state in the rat." *Behavioural Brain Research* 152 （2）：279－295.

Woods, S. W. , Addington, J. , Cadenhead, K. S. , Cannon, T.

D. , Cornblatt, B. A. , Heinssen, R. , Perkins, D. O. , Seidman, L. J. , Tsuang, M. T. , & Walker, E. F. 2009. "Validity of the prodromal risk syndrome for first psychosis: Findings from the North American Prodrome Longitudinal Study. " *Schizophrenia Bulletin* 35 (5): 894 – 908.

Wu, C. , Li, H. , Tian, Q. , Wu, X. , Wang, C. , & Li, L. 2013. "Disappearance of the unmasking effect of temporally pre – presented lipreading cues on speech recognition in people with chronic schizophrenia. " *Schizophrenia Research* 150 (2 – 3): 594 – 595.

Wu, M. , Li, H. , Gao, Y. , Lei, M. , Teng, X. , Wu, X. , & Li, L. 2012a. "Adding irrelevant information to the content prime reduces the prime–induced unmasking effect on speech recognition. " *Hearing Research* 283 (1): 136 – 143.

Wu, M. , Li, H. , Hong, Z. , Xian, X. , Li, J. , Wu, X. , & Li, L. 2012b. "Effects of aging on the ability to benefit from prior knowledge of message content in masked speech recognition. " *Speech Communication* 54 (4): 529 – 542.

Wu, X. , Wang, C. , Chen, J. , Qu, H. , Li, W. , Wu, Y. , Schneider, B. A. , & Li, L. 2005. "The effect of perceived spatial separation on informational masking of Chinese speech. " *Hearing Research* 199 (1 – 2): 1 – 10.

Wynn, J. K. , Dawson, M. E. , Schell, A. M. , McGee, M. , Salveson, D. , & Green, M. F. 2004. "Prepulse facilitation and prepulse inhibition in schizophrenia patients and their unaffected siblings. " *Biological Psychiatry* 55 (5): 518 – 523.

Xu, J. , Zhu, Y. , Contractor, A. , & Heinemann, S. F. 2009. "mGluR5 has a critical role in inhibitory learning. " *The Journal of Neuroscience* 29 (12): 3676 – 3684.

Yang, Z. , Chen, J. , Huang, Q. , Wu, X. , Wu, Y. , Schneider, B.

A. , & Li, L. 2007. "The effect of voice cuing on releasing Chinese speech from informational masking. " *Speech Communication* 49 (12): 892 – 904.

Yeomans, J. S. , Li, L. , Scott, B. W. , & Frankland, P. W. 2002. "Tactile, acoustic and vestibular systems sum to elicit the startle reflex. " *Neuroscience and Biobehavioral Reviews* 26 (1): 1 – 11.

Young, J. W. , Wallace, C. K. , Geyer, M. A. , & Risbrough, V. B. 2010. "Age – associated improvements in cross – modal prepulse inhibition in mice. " *Behavioral Neuroscience* 124 (1): 133.

Zhang, C. , Lu, L. , Wu, X. , & Li, L. 2014. "Attentional modulation of the early cortical representation of speech signals in informational or energetic masking. " *Brain and Language* 135: 85 – 95.

Zhang, X. , & Fang, F. 2012. "Object – based attention guided by an invisible object. " *Experimental Brain Research* 223 (3): 397 – 404.

Zhang, X. , Zhaoping, L. , Zhou, T. , & Fang, F. 2012. "Neural activities in V1 create a bottom – up saliency map. " *Neuron* 73 (1): 183 – 192.

Zou, D. , Huang, J. , Wu, X. , & Li, L. 2007. "Metabotropic glutamate subtype 5 receptors modulate fear – conditioning induced enhancement of prepulse inhibition in rats. " *Neuropharmacology* 52 (2): 476 – 486.

Zurek, P. M. 1980. "The precedence effect and its possible role in the avoidance of interaural ambiguities. " *The Journal of the Acoustical Society of America* 67 (3): 952 – 964.

Zurek, P. M. (1987) . *The precedence effect Directional hearing* (Springer): 85 – 105.

中文文献

金晓、王玮文、刘美、邵枫，2009，《精神分裂症社会隔离动物模型的研究进展》，《中华行为医学与脑科学杂志》第 6 期。

雷铭、罗路、马士棋、张研、吴玺宏、李量，2013，《早期社会隔离构建精神分裂症动物模型的行为学和神经生物学特征》，《生理学报》第 1 期。

李量，2012，《生理心理学：一门探索心理活动、行为活动以及神经活动之间交互作用的科学》，《中国科学院院刊》第 1 期。

李量、邵枫，2003，《精神分裂症的听感觉运动门控障碍的动物模型》，《科学通报》第 15 期。

沈渔邨，2008，《精神病学》，人民卫生出版社。

苏允爱、司天梅、郭春梅、杨阳、冯瑜、李继涛，2011，《氟哌啶醇对 MK－801 致小鼠高活动性与前脉冲抑制损害的作用》，《中国神经精神疾病杂志》第 1 期。

吴哲萌、雷铭、吴玺宏、李量，2014，《前脉冲抑制在自闭症研究中的进展和展望》，《生理学报》第 6 期。

徐李娟、黄莹、吴玺宏、吴艳红、李量，2009，《"鸡尾酒会"环境中的知觉线索的去掩蔽作用》，《心理科学进展》第 2 期。

薛晓芳、李曼、王玮文、邵枫，2013，《母婴分离的动物模型及其神经生物学机制》，《心理科学进展》第 6 期。

致　谢

　　首先感谢我的导师李量教授。李老师给了我攻读博士的机会，将我领入听觉心理学研究的殿堂，从基本的听觉感知到复杂的言语加工，李老师用自己的魅力和耐心教导我如何进行科学研究。李老师是我一生的榜样，将一直激励我勇攀科学的高峰。

　　感谢北京大学信息科学技术学院的吴玺宏教授。吴老师睿智的科研想法、清晰的研究思路、忘我的科研热情、积极乐观的生活态度都深深影响了我。感谢首都医科大学附属北京安定医院的王传跃教授，王老师不仅是一位严师，也是一位慈父。他对患者的耐心、对学生的照顾和对科研的热情都深深感染了我，也让我更加有信心将来从事与心理精神疾病相关的研究工作。感谢剑桥大学的导师 Trevor W Robbins 教授和 Barbara J Sakaside 教授，他们让我在独自一人的国外生活中，不仅体会到了科研的乐趣，也感受到了家人般的温暖。

　　感谢李志会师傅和耿晓峰老师对我动物实验的帮助，感谢实验室两届助管孔令志和陆灵犀对我开展实验的支持。感谢实验室同学——杨志刚、杜忆、王孟元、吴超、吴梅红、洪志令、李华辉、曹舒扬、朱风云、洪才富、张畅芯、王茜、罗路、高雅玥、陈明立、滕相斌、谢子龙、吴哲萌等；感谢安定医院合作的同事对我的支持，比如田晴、姜文龙、孙晨辉、周燕、王长明、何凡等。也感谢我的被试，没有他们，这本专著是不可能完成的。

感谢我的丈夫和即将出生的孩子以及我的父母和妹妹。他们多年来的陪伴和支持，让我有了勇往直前的信心和勇气。他们的爱会一直鼓励我在接下来的人生中积极快乐地前进。

最后，感谢心理学，她让我认识自己，悦纳自己，展示自己，也让我爱上了心理学研究，她将永远陪伴我未来的研究生活。

雷　铭

2015 年 6 月 6 日于北京大学

图书在版编目（CIP）数据

人类行为和心理机制：注意对感觉门控的调节 /
雷铭著. -- 北京 ：社会科学文献出版社，2016.12
　　ISBN 978 - 7 - 5097 - 9704 - 4

　　Ⅰ.①人…　　Ⅱ.①雷…　　Ⅲ.①感觉器官 - 研究　　Ⅳ.
①R322.9

　　中国版本图书馆 CIP 数据核字（2016）第 215934 号

人类行为和心理机制
——注意对感觉门控的调节

著　　者 / 雷　铭

出 版 人 / 谢寿光
项目统筹 / 祝得彬
责任编辑 / 许玉燕　　卢敏华

出　　版 / 社会科学文献出版社·当代世界出版分社（010）59367004
　　　　　　地址：北京市北三环中路甲 29 号院华龙大厦　邮编：100029
　　　　　　网址：www. ssap. com. cn
发　　行 / 市场营销中心（010）59367081　59367018
印　　装 / 北京季蜂印刷有限公司

规　　格 / 开　本：787mm × 1092mm　1/16
　　　　　　印　张：10.5　字　数：151 千字
版　　次 / 2016 年 12 月第 1 版　2016 年 12 月第 1 次印刷
书　　号 / ISBN 978 - 7 - 5097 - 9704 - 4
定　　价 / 56.00 元